不抑郁的
饮食术

吴映蓉◎著

北京科学技术出版社

本书通过四川一览文化传播广告有限公司代理，城邦文化事业股份有限公司—脸谱出版事业部授权出版中文简体字版。

著作权合同登记号　图字：01-2022-5482

图书在版编目（CIP）数据

不抑郁的饮食术 / 吴映蓉著. —北京 : 北京科学技术出版社，2022.11
ISBN 978-7-5714-2614-9

Ⅰ . ①不… Ⅱ . ①吴… Ⅲ . ①食物养生 Ⅳ . ① R247.1

中国版本图书馆 CIP 数据核字（2022）第 179913 号

策划编辑：宋　晶
责任编辑：白　林
责任印制：张　良
出 版 人：曾庆宇
出版发行：北京科学技术出版社
社　　址：北京西直门南大街 16 号
邮政编码：100035
电话传真：0086-10-66135495（总编室）
　　　　　0086-10-66113227（发行部）
网　　址：www.bkydw.cn
印　　刷：三河市华骏印务包装有限公司
开　　本：880 mm × 1230 mm　1/32
字　　数：120 千字
印　　张：5
版　　次：2022 年 11 月第 1 版
印　　次：2022 年 11 月第 1 次印刷
ISBN 978-7-5714-2614-9

定　　价：68.00 元

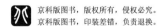

目 录

Part 1 │ 认识饮食与情绪的关系

了解你的饮食习惯 · *002*

饮食为何会影响情绪? · *006*

三大产能营养素与脑部的关系 · *006*

食物中的碳水化合物会影响情绪吗? │ 食物中的蛋白质会影响情绪吗? │ 食物中的脂肪会影响情绪吗?

维生素、矿物质与脑部的关系 · *009*

为脑部补充营养的饮食原则 · *011*

小心地"护脑" · *011*

多吃能抗氧化的食物 │ 少吃油炸食品 │ 少喝酒

用心地"补脑" · *013*

以全谷物为主食 │ 多吃含有优质脂肪的食物 │ 在必要时额外补充卵磷脂补剂

积极地"活脑" · *015*

注重蛋白质的摄取 │ 多吃蔬菜和水果 │ 在必要时额外补充 B 族维生素补剂

让人拥有好心情的 10 个生活技巧 · 017

吃营养均衡的早餐 · 017

少食多餐 · 018

减慢用餐速度 · 019

每餐先吃蔬菜 · 019

少吃精制甜食 · 020

慎选喝咖啡的时间 · 021

少吃加工食品 · 021

规律运动 · 022

多接触阳光 · 022

在必要时额外补充 B 族维生素 · 023

让人拥有好心情的 10 种食物 · 024

燕麦片 · 024

黄豆 · 024

金枪鱼 · 025

小鱼干 · 025

菠菜 · 026

番石榴 · 026

黑芝麻 · 027

葵花子 · 027

小麦胚芽 · *027*

牛奶 · *028*

Part 2 | 应对特殊情况的饮食技巧

战胜疲劳 · *030*

导致疲劳的饮食行为 · *030*

没有吃营养均衡的早餐｜喝咖啡的时间不对｜午餐的碳水化合物含量过高｜
饮水量过少

战胜疲劳的食谱范例 · *035*

小知识："使人拥有斗志"的去甲肾上腺素 · *040*

小知识："使人应对突发危机"的肾上腺素 · *045*

甩掉忧郁 · *050*

导致忧郁的饮食行为 · *050*

在心情不佳时吃精制甜食｜采取全素饮食｜在减重时采取不合理的饮食方式

甩掉忧郁的食谱范例 · *057*

小知识："快乐激素"5- 羟色胺 · *060*

提高注意力 · *064*

导致分心的饮食行为 · *064*

只吃蔬菜和水果 | 偏爱高甜食物 | 偏爱加工食品 | 偏爱含有咖啡因的饮料

提高注意力的食谱范例 · *071*

小知识："使人冷静专心"的 γ - 氨基丁酸 · *074*

告别"数羊"的日子 · *078*

导致失眠的饮食行为 · *078*
在睡前喝咖啡因含量高的饮料 | 在睡前吃过于油腻的食物

告别失眠的食谱范例 · *085*

小知识："调节生物钟"的褪黑素 · *088*

提高记忆力 · *093*

导致记忆力衰退的饮食行为 · *093*
不吃蔬菜和水果 | 偏爱油炸食品 | 偏爱畜肉和禽肉

提高记忆力的食谱范例 · *099*

小知识："电子邮件"般的一氧化氮 · *102*

小知识："使人提高记忆力"的乙酰胆碱 · *106*

释放慢性压力 · *108*

导致慢性压力的饮食行为 · *108*
不节制地喝咖啡 | 偏爱精制甜食 | 不节制地吃晚餐 | 不吃蔬菜和水果

释放慢性压力的食谱范例 · *115*

小知识："压力激素"皮质醇 · *118*

摆脱情绪性暴食 · *120*

导致情绪性暴食的饮食行为 · *121*

不吃早餐｜经常节食或禁食｜对能量的摄取存在错误的认知｜用餐的速度过快

摆脱情绪性暴食的食谱范例 · *127*

小知识："使人快乐"的多巴胺 · *130*

驯服渴望精制甜食的味蕾 · *135*

导致嗜甜的饮食行为 · *136*

拒绝摄取碳水化合物｜蛋白质的摄取不足｜锌的摄取量过少

缓解嗜甜冲动的食谱范例 · *145*

小知识："爱情巧克力"苯乙胺 · *148*

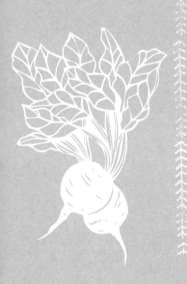

PART
1

认识饮食与情绪的关系

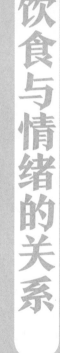

了解你的饮食习惯

　　在阅读本书之前，你可以先做一个小测试，以了解自己的饮食习惯。你是否有以下饮食习惯？

①　由于时间紧、起床晚或没有胃口而不吃早餐。

②　早餐以面包和奶茶为主。

③　早餐通常不包含鸡蛋、肉类和牛奶。

④　早餐通常不包含蔬菜和水果。

⑤　更喜欢吃肉类而非鱼类。

⑥　在用餐即将结束时，才会吃几口蔬菜。

⑦　在感到疲惫时，会喝一杯咖啡。

⑧　在用餐后，会喝一杯咖啡。

⑨　不喜欢喝没有甜味的饮料。

⑩　每餐都要吃得很饱才会有满足感。

⑪　在心情不佳时，精制甜食可以安慰自己。

⑫　通常无法抵抗精制甜食的吸引力。

⑬　通常将面包和蛋糕作为主食。

⑭　在看电视时，必须有零食相伴。

⑮　认为吃含有碳水化合物的食物会使人发胖，因此选择不吃。

16 喜欢吃油炸食品。

17 有时只吃零食而不吃正餐。

18 认为吃坚果会使人发胖，因此选择不吃。

19 在下班后，总想用一顿丰盛的晚餐来犒劳自己。

20 如果不吃夜宵，就会失眠。

21 不吃任何动物性食物。

22 由于时间紧迫，用餐速度通常很快。

23 由于工作太忙而经常忘记用餐。

24 认为吃加工食品比较方便，因此不常在家里做饭。

25 只在非常口渴时才喝水。

以上 25 个饮食习惯，你有几个呢？其实，你即使只有其中的一个饮食习惯，它都有可能是造成你的情绪问题的主要原因。大多数人都知道饮食与生理健康密切相关，如饮食不合理可能导致发胖、胆固醇水平和血糖水平提高等，却不知道饮食与心理健康也大有关联。

众所周知，饮酒过量会损伤肝脏，饮食过咸会损伤肾脏，饮食过油会导致血脂水平提高。实际上，饮食不合理也会对脑部产生不良影响。脑部是调控人体生理功能最重要的器官，也是神经元分布最密集的器官。虽然脑部的重量仅为 1 kg 左右，只占体重的 2%，但它对能量的需求量极多，占人体每日总能量摄取量的 18% ~ 20%。也就是说，脑部的"食量惊人"。这是因为，脑部总是在默默地工作，即使当人睡着时，它仍然在关心心脏是否跳动如常、肺部是否呼吸如常。当身边出现蚊子时，脑部甚至还会让人在沉睡状态下抬起手来驱赶蚊子。

脑部每时每刻都在工作，因此它需要的能量和营养素比其他器官更多。

不过，很多人都不知道这件事，从不关心如何通过合理的饮食来"犒劳"辛苦的脑部。

用餐不能只为求得温饱，也不能只为纯粹地享受美味，因为人体中每个细胞的"汰旧换新"都离不开从食物中摄取的能量和营养素。虽然"吃什么，像什么"这句话有些夸张，但是良好的饮食习惯确实能改善人体的健康状况，包括改善人的情绪状态。

以我自己为例，我每天都会产生许多不同的情绪。例如，孩子获得奖项，我会感到快乐；汽车被意外刮擦，我会感到生气；长辈生病，我会感到难过；被临时通知次日要进行演讲，我会瞬间紧张起来；交稿日期即将到来，书稿却尚未完成，我会焦虑不安；周末要去参加好朋友的婚礼，我会兴奋不已。

在我的生活中，虽然每天都有情绪在不停地产生、不停地改变，但是它们并不会让我食不下咽或难以入睡，更不会让我暴饮暴食或严重嗜睡，我的生活仍旧在"轨道"上正常"行驶"，不会"脱轨"。

相较之下，有些人则难以承受生活中发生的变化。例如，老板的态度只是稍显严厉，他就万念俱灰；孩子只是略有顽皮，她就烦闷不堪，躲到房间独自流泪；次日早晨要主持会议，他会紧张到整夜失眠；别人只是多看了他一眼，他就顿感抑郁，认为这是缘于自己过于肥胖，于是白天拒不进食，半夜却忍不住大快朵颐，食毕又去厕所催吐。此外，有些人非常容易被激怒，他们会因为一句玩笑话就怒而离席，而且久久无法原谅对方。

虽然以上情况很可能被归因于性格，但其实这也可能是因为他们的情绪"生病"了。大多数人很难意识到饮食与情绪存在联系。虽然饮食对情绪的影响并非绝对，但是"不合理的饮食对情绪有不良影响"确实有科学依据。越来越多的研究结果表明，某些不良的饮食习惯会导致人的行为失控，这在未成年人的身上表现得更为明显，而成年人所处的环境比较复杂，因此这种影响经常被忽略。在现代生活中，虽然感情受挫、经济压力加重和健康状况下降等原因都会导致人情绪不佳，但是你一定不能忽略饮食不合理这个原因。实际上，饮食是最容易通过自我调整而使情绪得到改善的一个因素。

饮食为何会影响情绪?

饮食怎么会影响情绪呢?实际上,人体就是如此神奇。在深入研究脑部的结构之后,你就会发现自己所吃的一些食物会转化为构建脑细胞的重要材料,食物中的营养素也会影响脑部功能的运行。脑部统领人体的所有器官,因此它的营养素消耗量非常惊人。如此一想,为脑部供应营养素对每个人而言都是一项重要的任务。

可惜的是,许多人都忽略了脑部对营养素的需求,有些人甚至会在心情不佳时胡吃海喝,企图用垃圾食品扫除"情绪垃圾"。殊不知,这反而会导致"情绪垃圾"越积越多。这是因为,垃圾食品并不是脑部所喜欢的食物,所以人体自然得不到脑部的正向回应。其实,当心情不佳时,你只需要调整一下自己的饮食,就可以让压抑的情绪找到释放的出口,从而使冲动的性格有所收敛,身体功能重新正常运行。

三大产能营养素与脑部的关系

食物中的碳水化合物会影响情绪吗?

提到含有碳水化合物的食物,如米饭和面食,人们就会联想到"发胖"。其实,这是一种偏见,你一定不能完全拒绝摄取碳水化合物。如果人体内缺少这种重要的营养素，脑部可是会"生气"的。例如，很多为了减重而不吃含有碳水化合物的食物的人都会逐渐变得精神萎靡。

这是因为，脑部喜欢"吃"葡萄糖，而人体内的葡萄糖大多是由食物中的碳水化合物转化而来的。因此，人拒食含有碳水化合物的食物会使体内原有的葡萄糖逐渐消耗殆尽。此时，人体为了不让脑部感到"饥饿"，会自主启动"防卫机制"，即先分解肌肉释放出氨基酸，再利用肝脏将氨基酸转化为葡萄糖，以此来为脑部提供"食物"。由此可知，通过拒食含有碳水化合物的食物来减重只会让肌肉流失而不能让脂肪减少。

或许有人会问："既然脑部喜欢'吃'葡萄糖，那么人吃大量的精制甜食能否让它更加快乐呢？"实际上，脑部虽然喜欢"吃"葡萄糖，但是并不喜欢"暴饮暴食"。在"用餐"时，脑部习惯"细嚼慢咽"，而且"用餐量"也较为固定。这是因为，脑部如果在短时间内"吃"了太多葡萄糖，会变得异常"兴奋"。与此同时，胰岛素这个"巡查员"在发现大量的葡萄糖后，则会把大部分葡萄糖都"没收"，因为胰岛素的任务就是控制血糖水平。如此一来，脑部先得到大量的"食物"又迅速失去它们，会更加"沮丧"和"失望"。

从科学的角度来说，脑部不宜处于血糖水平剧烈波动的身体环境中。若想让脑部的功能正常运行，人一定要使血糖水平保持稳定。为了使血糖水平保持稳定，最重要的方法就是避免吃精制甜食，因为精制甜食中的碳水化合物很容易被人体消化和吸收，这会导致血糖水平快速提高。实际上，你应该摄取复合碳水化合物，即人体必须耗费较长的时间来消化和吸收的碳水化合物，这样一来血糖水平才会相对稳定，脑部在"用餐"时才能"细嚼慢咽"，从而使情绪不会发生过大的波动。

食物中的蛋白质会影响情绪吗？

总体而言，鱼类、肉类、豆类、蛋类和奶类都属于富含蛋白质的食物。众所周知，蛋白质对人的生长和发育至关重要，人体内许多激素和酶都以蛋白质为原料。不过，你或许不知道，负责在数千亿个脑细胞之间传递信息的"信差"——神经递质——也与蛋白质密切相关。具体而言，从饮食中摄取的蛋白质会在人体内被分解为氨基酸，其中一部分氨基酸即为合成神经递质所需的重要原料。

由此可见，蛋白质的摄取量过少或摄取种类不全都很可能导致脑细胞之间的信息传递出现异常，进而使人出现某些情绪问题。

例如，素食者如果长期不注重蛋白质的摄取，就很容易出现情绪问题，因此他们最好将谷物与豆类搭配食用。同样，减重者如果长期不吃肉类而只吃蔬菜，情绪也会受到负面影响。

食物中的脂肪会影响情绪吗？

总体而言，人们从饮食中摄取的脂肪大多来自食用油、肉类、鱼类、奶类和坚果。

谈到脂肪，许多人都会联想到肥胖或心血管疾病，有些人甚至"谈油色变"，完全拒绝摄取脂肪。

实际上，人的脑细胞中有 40% ~ 50% 的固态物质都是由脂类构成的。注意，这里说的脂类与堆积在人体内而导致肥胖的脂肪大不相同。脑部的脂类具有功能性，大部分会被用于制作细胞膜，而细胞膜的脂类结构是否正确决定了神经递质能否正常地传递信息。如果人摄取的脂肪大多是脑细胞不需要的，那么脑部的工作效率就会下降。

有些人不敢摄取脂肪，从而导致自身无法为脑细胞提供足够的脂类，这是一种错误的饮食方式；有些人则特别爱吃垃圾食品，尤其是油炸食品，从而导致自身摄取的都是氧化后的脂肪，这是另一种错误的饮食方式。在后者的情况下，虽然脑细胞获得了脂类，但这些脂类却是劣质的。

因此可见，你必须以正确的态度去对待食物中的脂肪——既不害怕摄取脂肪，也不过量摄取脂肪或摄取劣质的脂肪。也就是说，正确的做法是适量地摄取健康的脂肪。

维生素、矿物质与脑部的关系

在了解三大产能营养素与脑部的关系之后，你应该已经发现这三种营养素不仅能为人体提供能量，还肩负着维持脑细胞功能正常运行的使命。接下来，我要介绍的是维生素、矿物质与脑部的关系。虽然这两种营养素不能为人体提供能量，但它们对人体的代谢与脑细胞功能的运行都极其重要。维生素和矿物质存在于许多食物中，其中蔬菜和水果的维生素和矿物质含量最高，因此蔬菜和水果在饮食中的重要性不言而喻。

前文提到，脑细胞之间的沟通离不开神经递质——若没有这些"信差"，脑细胞之间就无法互相传递信息。绝大部分神经递质是以氨基酸为原料合成的，合成过程需要某些酶进行催化。在此过程中，食物中的许多维生素与矿物质都会扮演"辅酶"的角色。人体内的酶之于维生素与矿物质，就相当于机器之于螺丝钉。也就是说，如果把神经递质的合成过程视作一条生产线，那么氨基酸就是生产原料，酶就是机器，而维生素与矿物质就是每台机器里的螺丝钉。在生产过程中，任何一台机器里的某颗螺丝钉松动或缺失都会影响生产。

具体而言，人的饮食中长期缺乏某种维生素或矿物质会使神经递质的合成受到影响，进而影响人的情绪。例如，有些人很少吃蔬菜和水果，从而导致维生素与矿物质的摄取量过少，这不仅会对人体的代谢造成负面影响，还可能引发情绪问题。

　　综上所述，饮食与情绪确实是息息相关的。良好的饮食习惯会消除情绪问题，反之，情绪问题则会愈发严重。然而，这个道理却少有人知。因此，我希望这本书能让你认识到饮食与情绪的关系，并帮助你通过改善饮食方式来实现身心平衡——这就是我写这本书的动机。

为脑部补充营养的饮食原则

在阅读前面的章节后，你应该已经初步认识了饮食与情绪的关系。接下来，我要介绍的是为脑部补充营养的饮食原则，包括"护脑""补脑"和"活脑"三个方面。

小心地"护脑"

据前文可知，脑部可以调控人的情绪，因此脑部健康非常重要，而保持脑部健康的首要之事就是"护脑"。具体而言，人的饮食应该有助于脑细胞保持自身的完整，即能同时实现在脑部"增加防护因子"和"减少破坏因子"。

下面，我来教你一些有助于"护脑"的饮食技巧。

多吃能抗氧化的食物

在日常生活中，有很多能有效抗氧化的食物。这些食物所含的某些营养素有助于提高脑部的抗氧化能力，因此你可以考虑增加这些食物的食用量。

以下内容详细介绍了一些有助于提高脑部抗氧化能力的营养素。

维生素 E	维生素 E 是脂溶性维生素，有助于维持脑细胞膜的完整。葵花子和杏仁都富含维生素 E，因此你可以将这两种坚果加入每日的饮食中。而且，这两种坚果中的某些矿物质有助于激发合成神经递质所需的酶的活性。
β－胡萝卜素	β－胡萝卜素是一种优秀的抗氧化剂。研究结果表明，人从饮食中摄取 β－胡萝卜素可降低认知功能退化的风险，因此 β－胡萝卜素被认为具有保护脑部的作用。红薯叶、西蓝花、胡萝卜和南瓜等深绿色蔬菜和橘黄色蔬菜都富含 β－胡萝卜素。
维生素 C	维生素 C 是一种水溶性的抗氧化剂，能保护脑细胞免受自由基的攻击。此外，食物中的维生素 C 能提高人体对铁和钙等对神经递质的合成非常重要的矿物质的吸收率。猕猴桃、番石榴、甜椒、樱桃番茄和柑橘都富含维生素 C。
花青素	花青素是一种能让蔬菜和水果呈现紫色或红色的植物化学物质，具有极强的抗氧化性，其抗氧化性甚至强于维生素 E 和维生素 C。研究结果表明，吃过蓝莓的老鼠在迷宫实验中的表现明显优于其他老鼠。在日常生活中，你可以在饮食中加入适量富含花青素的食物，如蓝莓、红石榴、草莓或桑葚。
姜黄素	姜黄素是一种优秀的抗氧化剂。研究结果表明，姜黄素不仅可以减少 β－淀粉样蛋白在神经元突触上的沉淀，还可以降低自由基攻击脑细胞的概率。由此可知，在饮食中加入富含姜黄素的食物有助于保护人体的脑细胞。咖喱粉和姜黄粉都富含姜黄素，你可以试着在烹饪时多使用这些调味品。

少吃油炸食品

虽然许多人都知道应该尽量少吃油炸食品，但其中大部分人只知道油炸食品所含的能量高，吃油炸食品会发胖。其实，他们只知其一而不知其二。油炸食品除了能量高外，还含有许多因被氧化而变质的脂肪。这些脂肪在进入人体后，所含的自由基会攻击原本完好的脑细胞，从而造成一连串的负面影响。如果自由基攻击脑细胞膜，脑细胞的老化速度就会加快，致使人体的"指挥中枢"受到破坏。如果脑细胞膜经常受到自由基的攻击，那么脑细胞膜的稳定性就会变差，脑细胞的功能也会受到影响，如脑细胞之间的信息传递出现问题，最终导致人出现情绪障碍。

如果人的日常饮食中有大量油炸食品，那么脑细胞被自由基攻击的频率就会提高。因此，你应该尽量少吃油炸食品。

少喝酒

很多人都曾有喝酒的经历，也体验过"醉"的感觉。胡言乱语、步履蹒跚就是酒精对脑部具有负面影响的最佳证明。其实，偶尔小酌一杯并无大碍，不过长期酗酒则会对脑部造成很大的损伤。脑细胞是不可再生的，一旦遭到破坏便不可修复。长期酗酒不仅会使脑部萎缩，还会减弱兴奋性神经递质的作用并增强抑制性神经递质的作用，因此长期酗酒的人通常反应迟钝，思维缓慢，认知能力和记忆力明显下降。

用心地"补脑"

"补脑"并不是通过所谓的"吃脑"，而是通过吃一些合适的食物来为脑细胞提供正常运行所需的能量与修补脑细胞膜所需的优质材料。因此，合理饮食是"补脑"的关键。

以全谷物为主食

前文提到，脑细胞喜欢"吃"葡萄糖，脑细胞所需的能量绝大部分由葡萄糖提供。不过，脑细胞喜欢的葡萄糖绝不该来自精制甜食，因为吃精制甜食后人体的血糖水平会剧烈波动，而这种剧烈波动是脑细胞难以忍受的，所以吃精制甜食容易让脑细胞"不悦"，从而使人产生不良的情绪问题。脑细胞喜欢的是稳定的身体环境，即血糖水平的上下波动都最好能"慢慢来"。全谷物为人体提供葡萄糖的过程需要耗费较长的时间，这可以让人体的血糖水平保持相对稳定的状态，不会导致人时而极度兴奋，时而极度忧愁。

多吃含有优质脂肪的食物

脑细胞膜的结构是否正确会对人的情绪产生重要影响。脑细胞膜的结构不正确会影响神经递质的释放与接收，这意味着脑细胞之间会沟通不畅。脑细胞膜大部分由脂类构成，构成脑细胞膜所需的脂类全部来自食物，因此人吃含有劣质脂肪的食物会使自己产生负面情绪。由此可知，吃含有优质脂肪的食物有助于激发正面情绪。

你不仅应该少吃油炸食品，还应该多吃含有 ω-3 脂肪酸的食物。这是因为，ω-3 脂肪酸除了含有二十二碳六烯酸（下文简称 DHA）——一种构成脑细胞膜的重要材料外，还能被代谢为抗炎症的物质，从而抑制脑部的慢性炎症。此外，你可以多吃坚果等含有优质脂肪的食物（如亚麻籽和核桃），可以用深海鱼肉代替红肉——因为深海鱼油富含 ω-3

脂肪酸，也可以在家庭烹饪时增加芥花油的用量，以上方式都能增加人对优质脂肪的摄取量。

在必要时额外补充卵磷脂补剂

卵磷脂这种脂类是构成脑细胞膜和某些神经递质的重要材料，因此你平时可以多吃一些富含卵磷脂的食物，如黄豆。在必要时，人应该额外补充卵磷脂补剂，尤其是饮食不均衡的老年人，因为额外补充卵磷脂补剂是极佳的"补脑"方式。

积极地"活脑"

让脑部"活起来"并加强各个脑细胞之间的连接有助于改善情绪，而营养素在其中的作用不可忽视。人的食物中一定要含充足的营养素，这样才能为脑部提供合成神经递质所需的原料。

注重蛋白质的摄取

前文提到，脑细胞之间进行沟通依靠的是神经递质，而蛋白质对神经递质的合成而言极为重要。原则上，人所摄取的蛋白质既不应过量至超过身体的负担能力，也不应无法满足人体所需。注意，素食者最好将谷物与豆类搭配食用。

多吃蔬菜和水果

蔬菜和水果含有许多能辅助神经递质的合成的维生素与矿物质，而且不同颜色的蔬菜和水果含有的植物化学物质不同。这些植物化学物质具有抗氧化性，能有效地阻挡自由基对脑细胞的攻击，起到"护脑"的作用。因此，多吃各种颜色的蔬菜和水果既能"活脑"，又能"护脑"。

在必要时额外补充 B 族维生素补剂

基本上，若日常饮食较为均衡，你就不需要服用任何营养补剂。然而，现代人的生活节奏较快，外食的频率通常很高，许多人都无法从饮食中摄取足量的维生素，尤其是与神经递质的合成息息相关的 B 族维生素。此外，很多现代人都有抽烟、喝酒和喝咖啡的习惯，这些习惯会造成人体内的 B 族维生素发生额外的消耗。如果你有上述习惯，我建议你额外补充 B 族维生素补剂。注意，B 族维生素是水溶性的，没有在人体内堆积的危险。经常感到抑郁的人尤其应该补充 B 族维生素，这能使他们的情绪稳定下来。

让人拥有好心情的 10 个生活技巧

在情绪不佳时，你是否愿意尝试改变自己的生活方式？改变生活方式很难，人们总能找到一千个不想改变的理由。即使想要改变，在改变的过程中也可能半途而废、自暴自弃。请认真思考一下，你目前的生活方式究竟是在"善待"自己，还是在和自己的身体"作对"？当你不善待自己的身体时，脑部就会让你"遭受折磨"以示抗议，如让你变得抑郁、易怒和疲劳，以致你眼中原本美好的世界逐渐变得无趣、黑暗。

因此，请从现在开始善待自己的身体，并和它好好沟通。以下 10 个生活技巧虽然看似老生常谈，但它们的确都能助人摆脱负面情绪。

吃营养均衡的早餐

对有些人而言，吃早餐就像是一个不可能完成的任务；他们即便吃了早餐，也多半吃的是在便利店购买的早餐。实际上，不吃早餐和吃不健康的早餐都无法使人拥有好情绪。许多研究结果表明，长期不吃早餐的人更容易发胖、疲惫和发脾气；小朋友不吃早餐会导致注意力下降。以我自己为例，在早晨起床之后，我十分忙碌，不可能每天都有时间下厨烹饪丰盛的早餐，因此我的早餐既要便于制作，又要营养均衡。于是，无糖全谷物麦片成了我的

"好朋友"——在其中加入混有果干的综合坚果，搭配无糖豆浆或低脂牛奶，再加一盘水果，这样的早餐既省时又健康。

每个人都必须学会制作适合自己且营养均衡的早餐。例如，我的早餐可以使我精力充沛，并帮助我战胜疲劳。在后文，我会教大家如何搭配营养均衡的早餐，因为吃营养均衡的早餐是让人一整天都拥有好心情的第一步。

少食多餐

虽然定时定量地用餐是一种好习惯，但是你并不需要过于较真。例如，你如果在下午感到饥饿，就去吃一些健康的零食吧！有些人可能对这种少食多餐的饮食方式持怀疑态度，那么我就以我个人为例来加以说明：我每天会吃五餐，早晨 6 点吃早餐，上午 10 点吃一些零食，中午 12 点吃午餐，下午 3 点是下午茶时间，晚上 6 ~ 7 点吃晚餐。不过，我在晚餐后就一定不会再吃任何食物。

你是不是觉得我似乎一整天都在吃？其实，这种饮食方式的重点就在于人在每餐都没有"吃饱"，而是吃到七至八分饱，在感到饥饿时吃一些健康的零食即可。少食多餐能让人体一直处于高速代谢的状态，因为当食物进入体内时，人体的代谢率会提高。除此之外，人在用餐时脑部会感到满足，心情也会变得愉悦，而少食多餐恰好能使这些感觉得以延续。

需要注意的是，你不能选择太油、太咸或太甜的食物作为正餐或零食，最好选择能量密度低的食物。这里的"能量密度低"指体积大且能量少，典型的能量密度低的食物就是蔬菜汤。将蛋糕、饼干或巧克力作为零食只会使人体的血糖水平剧烈起伏，从而导致情绪波动，这样就完全失去了少食多餐的意义。

此外，吃一些营养密度高的零食，如坚果，也是非常不错的选择。坚果含有多种能调节情绪的矿物质和合成神经递质所需的蛋白质，而且它所含的脂肪大多是优质脂肪。不过，人很容易在不知不觉中吃太多的坚果，从而导致摄取的能量过多，因此坚果的每日食用量不应超过 30 g，而控制坚果的每日食用量的秘诀就是细嚼慢咽。

减慢用餐速度

现代人的生活节奏基本都很快。为了赶时间，人们通常会在用餐时狼吞虎咽。这样一来，当脑部尚未感觉到饱，身体尚未有所反应时，大量的食物就已经进入了肚子。因此，你在用餐时一定要细嚼慢咽，让口腔中的唾液与食物充分混合。当用餐的时间延长，人体就不需要在短时间内分泌大量的胰岛素以处理突然大量增多的血糖。

越来越多的研究结果表明，血糖水平和胰岛素水平越稳定，人的情绪就越稳定。由此可知，减慢用餐速度确实可以让人拥有好心情。

每餐先吃蔬菜

前文提到，血糖水平稳定是情绪稳定的基础，而每餐先吃蔬菜则是让血糖水平保持稳定的秘诀之一。蔬菜富含的膳食纤维在肠道中就像一道天然的栅栏，可以减慢人体对食物中的碳水化合物的吸收速度，从而使血糖水平只能缓慢提高。此外，蔬菜富含的维生素和矿物质更是合成神经递质不可或缺的重要营养素。而且，蔬菜富含具有抗氧化性的植物化学物质，而这些植物化学物质有助于维持脑细胞的完整。完整的脑细胞才能正常地统领身体、调控情绪。

诚然，不爱吃蔬菜的人很难做到每餐先吃蔬菜，但其实他们只需调整主食与蔬菜的食用顺序即可。

仔细想想，这样一个简单的改变不仅能改善情绪，还有助于控制体重，可谓一举两得。

少吃精制甜食

你如果可以做到"戒甜"，便能从根源上避免葡萄糖在短时间内大量进入血液。虽然脑部最主要的能量来源是葡萄糖，但是人真正需要的葡萄糖不应该来自精制甜食，而应该来自含有复合碳水化合物的食物，如糙米饭、红薯、南瓜和无糖全谷物麦片。复合碳水化合物需经过较长的时间才能转化为葡萄糖，因此人在摄取复合碳水化合物之后，血糖水平只会缓慢提高。

此外，经常吃精制甜食会加重人的慢性炎症，而慢性炎症会让脑部功能退化。脑部功能一旦退化，人的行为与情绪就无法得到有效的调控。大多数人虽然都无法抗拒精制甜食的诱惑，难以完全拒食精制甜食，但你不妨试着控制精制甜食的食用量，如只在过节时为了庆祝而吃一些精制甜食，或逐渐降低所喝的含糖饮料的甜度。在试着"戒甜"后，你将会发现自己的体重有所减轻，心情也随之更加轻松。

慎选喝咖啡的时间

咖啡是一种争议性很大的饮料。有些人认为喝咖啡有利于身体健康，有些人则对此持反对意见。对情绪而言，喝咖啡的时间很重要。你一定不要在用餐后立刻喝咖啡，因为咖啡会阻碍人体对矿物质的吸收，而矿物质是合成神经递质所需的重要营养素。此外，你不要在精神不振时喝咖啡，因为咖啡会增加"压力激素"皮质醇的分泌，而皮质醇是脑细胞的"杀手"。

实际上，喝咖啡的最佳时间是早餐后的一小时，因为此时人体对矿物质的吸收已接近尾声，皮质醇的分泌原本就颇为旺盛，所以此时喝咖啡的话人体内皮质醇水平的波动幅度并不大。在下午或晚上，人体内皮质醇的分泌已是"风平浪静"的状态，你在此时喝咖啡又会导致皮质醇的分泌增多，就像是"吹皱一池春水"，对身体的影响更大。

少吃加工食品

人体细胞需要的是"真正的食物"，即加工程度低、接近"纯天然"的食物。例如，你应该吃的是糙米而不是米果，是马铃薯而不是薯片，是炖牛肉而不是牛肉干。不过可惜的是，社会越进步，人们离"真正的食物"越远，离加工食品越近。一般而言，所有加工食品的营养素含量都低于"真正的食物"，并且加工食品还含有更多的油、盐、糖、香料、色素和防腐剂等，这些都会加重人体的负担，而人体真正需要的营养素则在加工过程中受到了严重的破坏。这种充满人工味道的食品能欺骗味蕾，却瞒不过脑部。因此，你一定要少吃加工食品，从而让自己拥有好心情。

规律运动

我在观察自己周围的人后发现，其中绝大多数人都没有规律运动的习惯。每当提到运动，他们都有一千个逃避的理由。实际上，越是心情不佳、情绪不稳定的人，越应该养成规律运动的习惯。就算只快走 15 分钟，人也会变得舒爽、轻快起来。这是因为，运动会刺激多巴胺和苯乙胺的产生，而这两种神经递质历来有"爱情激素"的称号，会让人变得快乐、幸福、自信。其实，我以前也没有规律运动的习惯，总是用工作忙碌等借口来逃避运动。有一天，我突然发现自己在爬楼梯时会气喘吁吁，这才意识到自己需要运动。现在，我已经养成规律运动的习惯，感觉自己的确比以前更有自信，情绪更加稳定，体重也控制得很好。而且，通过对比运动前后的照片，我发现自己现在的气色明显比以前好了许多。

虽然养成规律运动的习惯很困难，但规律运动确实有许多益处，无论对生理还是心理而言都是一剂"良药"。当规律运动成为习惯时，你可能一天不运动就觉得全身不对劲。

多接触阳光

若窗外阴雨绵绵，暗无天日，人的心情就会像阴雨天般灰暗；若窗外阳光普照，人的心情就会不由自主地变好。我相信你也曾有这种经历，因为阳光的确有"疗伤"的作用。阳光能促使皮肤合成维生素 D，而维生素 D 是让人心情变好、摆脱抑郁不可或缺的重要营养素。研究结果表明，抑郁症患者血液中的维生素 D 水平普遍低于健康的人。

因此，我建议你不要一直待在室内，而要在阳光明媚时出去走走，呼吸新鲜空气，让户外的美景洗涤抑郁的心情。

在必要时额外补充 B 族维生素

从科学的角度而言，我肯定要鼓励你均衡饮食，因为从饮食中摄取的各种营养素最符合人体所需。然而，生活在现代社会中的人们很难每日都做到均衡饮食，尤其是习惯外食的人。

在了解神经递质的合成过程后，你就会意识到 B 族维生素对人体的重要性。实际上，维生素 B_6 和维生素 B_{12} 等 B 族维生素都与 5- 羟色胺等"快乐激素"的合成息息相关。因此，我建议你在必要时额外补充 B 族维生素。例如，当心情抑郁时，你可以稍微增加 B 族维生素补剂的服用量，从而使 B 族维生素辅助合成 5- 羟色胺等神经递质，让情绪变好。

让人拥有好心情的 10 种食物

前文介绍了让人拥有好心情的 10 个生活技巧，下面则要推荐让人拥有好心情的 10 种食物。以下 10 种食物都是日常生活中的常见食物，你可以轻松地将它们安排进每日的饮食计划中。还是那句话，合理饮食会给人带来好心情。

燕麦片

燕麦片既方便食用又极富营养，非常适合当作早餐。一般而言，大多数人都知道燕麦片中的可溶性膳食纤维能降低人体的胆固醇水平，但却不知道燕麦片还富含能辅助神经递质合成的营养素。例如，燕麦片所含的维生素能辅助"快乐激素"5- 羟色胺、"爱情激素"苯乙胺和"使人拥有斗志"的去甲肾上腺素等多种神经递质的合成。吃燕麦片的益处多多，你只需在早晨吃一碗燕麦片粥，就能拥有一整天的好心情。

黄豆

黄豆除了可以被磨成豆浆和做成豆腐外，还可以用于烹饪各种菜肴，如黄豆焖饭和黄豆蒸鱼。黄豆不仅富含植物蛋白，还含有较多的卵磷脂。卵磷脂是构成脑细胞膜的重要材料，还可以被代谢成乙酰胆碱（乙酰胆碱是能让人理性思考、拥有冲劲的神经递质）。而且，黄豆富含的色氨酸、维生素 B_3 和维生素 B_6 是合成"快乐激素"5- 羟色胺所需的重要营养素。此外，黄豆富含谷氨酰胺，谷氨酰胺可以在人体内被代谢为 γ - 氨基丁酸，而 γ - 氨基丁酸有助于使人放松心情、对抗焦虑。

由此看来，黄豆能让人变得快乐、轻松。因此，多喝豆浆、多吃豆腐或将炒干的黄豆当作零食都是不错的选择。

金枪鱼

金枪鱼是一种常见的鱼，金枪鱼罐头则更为人所熟悉。金枪鱼最广为人知的优点是富含二十碳五烯酸（下文简称 EPA）和 DHA，而 DHA 是构成脑细胞膜不可缺少的材料。此外，金枪鱼含有合成"快乐激素"5- 羟色胺所需的重要营养素，如色氨酸、维生素 B_3 和维生素 B_6。人们常说多吃金枪鱼会让人变聪明，其实，多吃金枪鱼还会让情绪变好。

小鱼干

小鱼干是一种价格实惠且营养丰富的食物，可以用于煮粥和煲汤，也可以当作零食。小鱼干富含钙，而钙是维持神经系统的正常运行与调控神经递质的释放不可缺少的营养素。而且，小鱼干含有的精氨酸、镁和钙都有助于一氧化氮的合成（一氧化氮可以提高人的学习能力和记忆力）。

此外，小鱼干富含的苯丙氨酸是合成多巴胺所需的重要原料，因此多吃小鱼干也能使人心情放松。

菠菜

研究结果表明，缺乏维生素 B_9 会使人感到抑郁。这种现象与5-羟色胺、多巴胺和去甲肾上腺素的合成不足有关，这三种神经递质都对情绪有正向影响。因此，你应该多吃富含维生素 B_9 的食物，如菠菜。菠菜的维生素 B_9 含量在所有蔬菜中位居前列。不过，菠菜的草酸含量也很高，而草酸会抑制人体对铁的吸收，因此菠菜不能帮助人体补铁。你如果想让情绪变好，不要忘记在平时多吃菠菜。

番石榴

番石榴的维生素 C 含量极高，是人在饥饿时或嘴馋时的最佳零食。维生素 C 是人体合成多巴胺和去甲肾上腺素等神经递质不可或缺的营养素。多巴胺能让人产生自信、快乐的感觉，去甲肾上腺素则能让人产生旺盛的斗志。并且，维生素 C 可以让人体内"压力激素"皮质醇的水平降低。过多的皮质醇不仅会让人感到莫名的焦虑，还会对脑细胞产生负面影响。因此，补充维生素 C 对情绪具有正向的调节作用。在日常生活中，多吃番石榴不仅能改善人的皮肤状况，还能使人拥有好心情、好气色。

黑芝麻

素食者最好能在豆浆中加入黑芝麻，这主要是因为豆浆的钙含量远低于牛奶，而在豆浆中加入黑芝麻则可以提高其钙含量。2/3 汤匙黑芝麻与100 ml 牛奶的钙含量相等，而钙是放松心情不可或缺的营养素。

此外，黑芝麻富含多种合成去甲肾上腺素所需的营养素，如苯丙氨酸、维生素 B_3、维生素 B_9 和铜，而去甲肾上腺素能让人充满斗志、神清气爽。你既可以将黑芝麻当作零食或加入饮料，也可以将它用于烹饪菜肴，因为黑芝麻不仅能增加食物的风味，还能让人的心情变好。

葵花子

葵花子是维生素 E 含量最高的坚果。维生素 E 具有抗氧化性，可以保护脑细胞免受自由基的攻击。而且，葵花子富含的镁有助于人体代谢掉"压力激素"皮质醇，从而减轻人的焦虑。此外，葵花子含有合成"快乐激素"5-羟色胺所需的营养素，如色氨酸、维生素 B_3 和维生素 B_6。

在无糖全谷物麦片或沙拉中撒上一些葵花子，就像在饮食中播撒了"快乐的种子"。

小麦胚芽

小麦胚芽不太常见，通常在有机食品商店里才能买到。小麦胚芽的维生素 E 含量颇高，而维生素 E 这种脂溶性抗氧化剂可以保护脑细胞膜。并且，小麦胚芽所含的营养素能辅助色氨酸、褪黑素和去甲肾上腺素等神经递质的合成。

胚芽富含营养精华，是一颗小小种子成为茁壮植物的"核心部位"，因此多吃小麦胚芽能让人变得能量满满。

牛奶

研究结果表明，缺钙的人更容易紧张、焦虑和暴躁，因此补钙不仅能预防骨质疏松，还能放松心情。

一般而言，每人每日可以喝两杯牛奶（对牛奶过敏的人或由于其他特殊原因不能喝牛奶的人除外）。这是因为，喝牛奶是一种高效的补钙方式。注意，现代人很容易从饮食中摄取过多的脂肪，因此可以选择低脂牛奶而非全脂牛奶。喝牛奶后会腹泻的人可以考虑喝酸奶或吃奶酪。

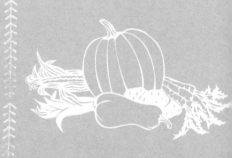

PART 2

应对特殊情况的饮食技巧

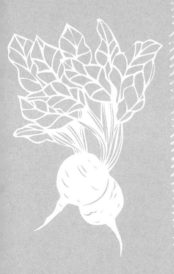

战胜疲劳

早餐午餐要选对食物，喝咖啡要选对时间

你是否整日哈欠连天，睡意十足？你是否总是全身乏力，情绪低落，精神不振？其实，这种情况很可能是不合理的饮食导致的。疲劳可能是因为人体缺乏铁，从而导致人体的氧含量过低，也可能是因为人体缺乏某些营养素，致使脑部无法合成某些"助人战胜疲劳"的神经递质，如去甲肾上腺素。

导致疲劳的饮食行为

没有吃营养均衡的早餐

没有吃营养均衡的早餐是让人全天持续疲劳的主要原因。许多研究结果表明，午餐和晚餐再丰盛也无法为人体提供全天所需的营养素。试想，从前一天的晚餐后到第二天的早餐前，人体内的能量和各种营养素已经被消耗得所剩无几，若早餐再不能补充人体所需，人体如何正常地运转？除此之外，脑部需要某些神经递质来激发其自身活力，人才能精力旺盛、充满斗志。如果不吃早餐或是乱吃早餐，人就可能无法摄取合成这些神经递质所需的营养素，当然会感到疲倦。因此，人只有吃营养均衡的早餐，才能从中获取合成这些神经递质所需的原料，如苯丙氨酸，从而使自己一整天都活力满满。

OK! 选择营养均衡的早餐

你若想让自己一整天都精力充沛，不仅要吃早餐，更要吃营养均衡的早餐。例如，你如果为图方便而选择糕点加奶茶当早餐，那么它就会是导致你今日感到疲劳的"元凶"，因为这份早餐不仅碳水化合物含量过高，容易使人在吃完后昏昏欲睡，还严重缺乏合成"助人战胜疲劳"的神经递质所需的营养素。下面详细介绍了一份营养均衡的早餐的构成。

一份营养均衡的早餐的构成

食物分类	食物来源	选择原因
全谷物	糙米、全麦面包、全谷物麦片、小麦胚芽	吃精制主食容易导致人体的血糖水平出现较大的波动并使人感到困倦，因此人应该尽量选择粗粮类主食。
鱼肉豆蛋类	瘦肉、蛋类、深海鱼类、豆浆	优质蛋白质能为人体提供合成"助人战胜疲劳"的神经递质所需的氨基酸。
蔬果类	各种颜色的蔬菜和水果	研究结果表明，早餐的膳食纤维含量越高，人在当日越不会感到疲劳，出现情绪问题的概率也越低。而且，蔬菜和水果中富含的维生素可以辅助某些"助人战胜疲劳"的神经递质的合成。
奶类	低脂牛奶、低脂奶酪	缺钙是人感到疲劳的重要原因之一。早餐是补钙的好时机。
坚果种子类	各种坚果和种子	人在早餐时可以食用适量坚果和种子，因为坚果和种子中富含的矿物质可以开启人的"活力开关"，让人一整天都活力满满。注意，坚果的每日食用量不应超过 30 g，否则会导致人摄取的能量过多。

喝咖啡的时间不对

一边吃早餐一边喝咖啡会让人感到非常舒适。但实际上，人偶尔这样做无伤大雅，长期为之则会阻碍身体对铁的吸收。铁负责将人体内的氧气运输至人体的各个部位，人一旦缺铁，就会因为体内氧含量不足而感到全身乏力。在此情况下，打哈欠就是身体获取外界氧气的方式之一。处于育龄的女性要格外注意，因为她们每月随经血流失的铁较多，这类女性若每天都觉得非常疲劳、无精打采，就需要检查一下自己是否有在早餐时喝咖啡的习惯。喝浓茶也会造成类似的后果。此外，铜等矿物质是合成"助人战胜疲劳"的神经递质所需的重要营养素，而在早餐时喝咖啡也会阻碍人体对铜的吸收。

OK! 选择在用餐结束的 1 小时后喝咖啡

素食者主要从植物性食物中摄取铁，而人体对植物性食物中的铁的吸收率仅约为 7%，吸收过程还极易受到咖啡等饮品的干扰，因此素食者更应该妥当安排喝咖啡的时间。虽然人体对肉类中的铁的吸收率相对较高，约为 23%，但是我仍然建议所有人都把喝咖啡的时间延至用餐结束的 1 小时后，以免干扰人体对某些矿物质的吸收。这些矿物质有的负责运输氧气，有的则参与"助人战胜疲劳"的神经递质的合成。总之，你尽量不要在用餐时喝咖啡，否则就会让这些宝贵的矿物质流失。

午餐的碳水化合物含量过高

很多人的午餐只是一碗面或一个面包。这种午餐虽然富含碳水化合物，却很少含有蛋白质，因为它不含有瘦肉、蛋类等。而且，这种午餐中的蔬菜和水果也太少。午餐的碳水化合物含量过高很容易让"使人放松"的神经递质 5- 羟色胺的水平快速提高，从而令人感到困倦。

OK! 吃对午餐

吃到八分饱

午餐应该"重质不重量"。人们都有经验，如果在午餐时吃得太饱，那么一整个下午都会非常困倦。因此，你在午餐时千万不要吃得太饱，吃到八分饱即可。如果在下午感到饥饿，你可以吃一些健康的零食。

多吃富含蛋白质的食物

在下午，你仍然需要让身体继续合成"助人战胜疲劳"的神经递质，因此要继续补充相应的原料，即午餐要吃一些富含蛋白质的食物，如鱼类、瘦肉等。人在午餐时只摄取碳水化合物而不摄取蛋白质，会导致"使人放松"的神经递质 5- 羟色胺的水平提高且"助人战胜疲劳"的神经递质的水平降低，从而让人在下午斗志尽失，一心只想赶快下班、回家休息。

多吃蔬菜

在午餐时，多吃蔬菜有助于维持血糖水平的稳定。注意，并非只有糖尿病患者才需要维持血糖水平的稳定，其他人吃太多容易让血糖水平产生波动的食物不仅会使情绪受到影响，还容易感到疲劳、困倦。

饮水量过少

人体的含水量约为60%~70%，不同的组织和器官的含水量各不相同。右面列举了人体部分组织和器官的含水量。

人体内所有细胞的代谢都离不开水，各细胞产生的代谢废物也是由水携带经泌尿系统排出的。如果饮水量过少，人体内产生的废物就难以排出，人就会感到疲劳。

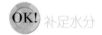 **OK!** 补足水分

一般而言，健康人的每日饮水量应为1 500~2 000 ml。将饮水量控制在此范围内不仅能促进人体的新陈代谢，还有利于排出体内的代谢废物。最佳的饮水时间是早晨起床时，此时喝大量的水有助于排出人体在夜晚产生的毒素。

除早晨起床时外，你最好在其他时间都不要一次性喝大量的水，而应该多次少量地喝水，这样才不会使喝进体内的水都被集中排出，导致它们无法真正参与细胞的代谢。

许多人都认为无色无味的水难以喝下。需要注意的是，你不要因此而喝大量的含糖饮料，如人工果汁、碳酸饮料和奶茶。人若想让自己情绪稳定、精力充沛，维持血糖水平的稳定非常重要，然而喝大量的含糖饮料则会使血糖水平大幅波动，从而导致情绪剧烈起伏、精力不足。

注意，心力衰竭或肾功能不全的人不能大量喝水，他们的饮水量应遵照医嘱。

战胜疲劳的
食谱范例

　　早餐和午餐选对食物非常重要，这其中的重点是要避免吃进会让人很快昏昏欲睡的食物，并摄取合成"助人战胜疲劳"的神经递质所需的营养素，如苯丙氨酸、维生素 B_3、维生素 B_6、维生素 B_9、维生素 B_{12}、维生素 C 和铜。

早餐食谱范例［A］

- 南瓜水煮蛋全麦餐包
- 黑芝麻豆浆
- 樱桃番茄

南瓜水煮蛋全麦餐包

食材

水煮蛋	1个	全麦餐包	1个
生菜叶	2片	小麦胚芽	1汤匙
南瓜片	1片		

做法

1. 水煮蛋切丁，备用。
2. 生菜叶洗净，备用。
3. 南瓜片蒸熟，放凉后打成泥。
4. 全麦餐包对半切开，先依次夹入生菜叶、南瓜泥和水煮蛋丁，再撒上小麦胚芽即可。

黑芝麻豆浆

食材

无糖豆浆	1杯	果寡糖（选用）	少许
黑芝麻	2/3汤匙		

做法

　　用食物料理机将无糖豆浆和黑芝麻搅打均拌即可。若偏爱甜味，可以加入少许果寡糖。

· 营养分析 ·

　　这份早餐虽然不含有奶类，但是其中的芝麻提高了整餐的钙含量，尤其适合蛋奶素食者食用。

食物分类	食物来源	合成"助人战胜疲劳"的神经递质所需的营养素
全谷物	全麦餐包、小麦胚芽	全麦餐包：铜、维生素 B_3 小麦胚芽：苯丙氨酸、维生素 B_9、铜
鱼肉豆蛋类	水煮蛋、豆浆	水煮蛋：苯丙氨酸、维生素 B_9、维生素 B_{12} 豆浆：苯丙氨酸、维生素 B_6
蔬果类	生菜叶、樱桃番茄	生菜叶：维生素 B_9 樱桃番茄：维生素 C
奶类	–	–
坚果种子类	黑芝麻	黑芝麻：铜

早餐食谱范例［B］

· 糙米金枪鱼玉米寿司
· 杏仁牛奶
· 番石榴片

糙米金枪鱼玉米寿司

食材

糙米饭·························· 适量	金枪鱼（罐头）·············· 适量
寿司醋························1汤匙	玉米（罐头）················ 适量
果寡糖·····················1/2汤匙	日式豆皮···················· 适量
菠菜·························· 适量	

做法

1. 糙米饭放凉，拌入寿司醋和果寡糖，备用。
2. 菠菜烫熟、放凉后切碎。
3. 将菠菜碎、金枪鱼和玉米拌入调味后的糙米饭中。
4. 将制作完成的糙米饭用日式豆皮卷起来即可。

杏仁牛奶

食材

低脂牛奶····················· 300 ml	果寡糖（选用）·············· 少许
美国大杏仁··················1汤匙	

做法

　　用食物料理机将低脂牛奶和美国大杏仁搅打均匀即可。若偏爱甜味，可以加入少许果寡糖。

营养分析

　　这是一份易于制作且营养丰富的健康早餐。

食物分类	食物来源	合成"助人战胜疲劳"的神经递质所需的营养素
全谷物	糙米饭	糙米饭：维生素 B_3
鱼肉豆蛋类	金枪鱼、日式豆皮	金枪鱼：维生素 B_3、苯乙胺、维生素 B_6 日式豆皮：苯丙氨酸、维生素 B_6
蔬果类	菠菜、番石榴片	菠菜：维生素 B_9 番石榴片：维生素 C
奶类	低脂牛奶	低脂牛奶：维生素 B_{12}
坚果种子类	美国大杏仁	美国大杏仁：苯丙氨酸、铜

午餐食谱范例

· 烟熏三文鱼三明治
· 蛤蜊口蘑蔬菜牛奶汤
· 猕猴桃

烟熏三文鱼三明治

食材

全麦面包片··············2 片　　　　芦笋··············2 根
生菜叶··············2 片　　　　洋葱丝··············1 汤匙
烟熏三文鱼··············1 片　　　　葵花子··············1 汤匙

做法

　　将所有食材夹入全麦面包片中即可。

蛤蜊口蘑蔬菜牛奶汤

食材

蛤蜊··············6 个　　　　胡萝卜··············1/2 根
洋葱··············1/2 个　　　　牛奶··············500 ml
花椰菜··············1/4 颗　　　　盐··············适量
口蘑··············5 个　　　　黑胡椒··············适量

做法

1. 洋葱切丝，花椰菜掰成小块，口蘑切片，胡萝卜切块。
2. 在煮锅中放入洋葱丝、花椰菜块、口蘑片和胡萝卜块，加入牛奶和适量清水，将所有食材煮至软烂。
3. 放入蛤蜊滚煮至其开口，在出锅前加入盐和黑胡椒调味即可。

· 营养分析 ·

　　本食谱范例餐量适中、富含蛋白质且有足量的蔬菜，符合能让人下午不犯困的午餐的三个原则。

食物分类	食物来源	合成"助人战胜疲劳"的神经递质所需的营养素
全谷物	全麦面包片	全麦面包片：铜、维生素 B_3
鱼肉豆蛋类	烟熏三文鱼、蛤蜊	烟熏三文鱼：苯丙氨酸 蛤蜊：苯丙氨酸、维生素 B_{12}
蔬果类	芦笋、花椰菜、口蘑、猕猴桃	芦笋：维生素 B_9 花椰菜：维生素 C 口蘑：铜 猕猴桃：维生素 C
奶类	牛奶	牛奶：维生素 B_{12}
坚果种子类	葵花子	葵花子：苯丙氨酸、维生素 B_3、维生素 B_6、铜

午餐食谱范例（外食）

· 猪肉丝黄豆芽汤面
· 卤菜
· 烫青菜
· 柳橙

你若经常在外面吃午餐，请记得不要只点富含碳水化合物的食物，如一碗猪肉丝黄豆芽汤面，还要点一些富含蛋白质的食物，如卤蛋或卤豆腐干，而且蔬菜和水果等富含膳食纤维的食物也不能少，因此可以再点一盘烫青菜，如烫甘蓝，以及一个柳橙。注意，你应该尽量点最小份的猪肉丝黄豆芽汤面，以免午餐吃得太饱。

食物分类	食物来源	合成"助人战胜疲劳"的神经递质所需的营养素
全谷物	面条	面条：维生素 B_3
鱼肉豆蛋类	猪肉丝、卤蛋、卤豆腐干	猪肉丝：苯丙氨酸、维生素 B_3、维生素 B_6
		卤蛋：苯丙氨酸、维生素 B_9、维生素 B_{12}
		卤豆腐干：苯丙氨酸、维生素 B_6、铜
蔬果类	黄豆芽、甘蓝、卤海带、柳橙	黄豆芽：维生素 B_9
		甘蓝：维生素 C
		卤海带：维生素 B_9
		柳橙：维生素 C
奶类	–	–
坚果种子类	–	–

一枚茶叶蛋、一个猕猴桃搭配一些葵花子。

以上三种食物都易于购买，而且能为人体提供合成"助人战胜疲劳"的神经递质所需的主要营养素。茶叶蛋含有苯丙氨酸、维生素 B_6、维生素 B_9 和维生素 B_{12}。猕猴桃富含维生素 C。葵花子含有苯丙氨酸、维生素 B_3 和铜。

小知识："使人拥有斗志"的去甲肾上腺素

去甲肾上腺素水平对人的影响

水平适中：让人奋发向上、更加警觉、学习能力和记忆力增强

水平过低：让人疲劳、困倦、沮丧、缺乏斗志、食欲不振

水平过高：让人焦躁、充满压力

什么是去甲肾上腺素？

去甲肾上腺素具有的功能描述起来和它的名字一样长。实际上，去甲肾上腺素不仅是一种激素，还是一种神经递质。

在肾上腺合成、分泌的去甲肾上腺素担任的是激素的角色。当人遇到危险时，这种激素会快速分泌，从而让人拥有自救的能力。这时，人的力量会急剧增大，并且心跳加速、呼吸加快、流向脑部的血液增多，而这一切的变化都是为了让人能快速地逃离危险。在古代，具备这种逃生能力是人类生存下去的基础，而在现代，人虽然已经很少会面对自然界中的危险，但会面对工作、生活的压力，因此同样需要这种激素来增强自己的斗志。

去甲肾上腺素对情绪有什么影响？

在脑部合成、分泌的去甲肾上腺素则被定位为神经递质。由此可见，去甲肾上腺素一定与情绪的调控息息相关。适量的去甲肾上腺素能让人奋发向上、神清气爽且充满动力。当脑部的去甲

肾上腺素分泌过少时，人会感到疲倦、沮丧、做事提不起精神、嗜睡、失去斗志和食欲不振；当脑部的去甲肾上腺素分泌过多时，人则会焦躁、充满压力和血压升高，胰岛素的敏感性也会下降（这是糖尿病的前期症状）。因此，脑部的去甲肾上腺素分泌得过少或过多都会影响人的情绪。

与去甲肾上腺素的合成有关的营养素

将去甲肾上腺素水平维持在正常范围内是让人拥有斗志、精力充沛的重要前提。实际上，去甲肾上腺素和多巴胺的合成都需要同一种原料，即一种叫作苯丙氨酸的氨基酸。大致而言，人体会先合成能使人感到快乐的多巴胺，然后再将多巴胺进一步转化为去甲肾上腺素。如此看来，这正是人体的奥妙之处。通常，人更希望在快乐的状态下去迎接挑战，而不是在抑郁的状态下去应对一堆琐事。因此，人体必须备齐这一条合成多巴胺和去甲肾上腺素的"生产线"上所需的全部原料和辅料，才能进行正常的"生产"。

具体而言，苯丙氨酸会先变成酪氨酸，再变成左旋多巴，最后变成多巴胺。在此过程中，人体需要有足量苯丙氨酸作为原料，再有维生素 B_3、维生素 B_6、维生素 B_9 和维生素 C 等作为辅料。

随后，在多巴胺变成去甲肾上腺素的过程中，有一个环节需要铜和维生素 C 的辅助，因为铜是这一环节中的转移酶必需的"零件"，而维生素 C 则必须"牺牲"自己才能实现去甲肾上腺素的合成。由此看来，维生素 C 对人体的重要性不言而喻。

以下列举了一些与去甲肾上腺素的合成有关的营养素含量高的食物。

苯丙氨酸含量高的食物

食物分类	食物来源
谷类	小麦胚芽、小麦、燕麦片、薏仁
蛋类	卤蛋、鸡蛋
奶类	奶酪
肉类	鸭肉、猪里脊肉、山羊肉、鸡肉
鱼贝类	小鱼干、干贝
豆类	黄豆、黑豆、绿豆、红豆
水果类	–
蔬菜类	–
藻类	紫菜、发菜
菌类	–
坚果种子类	花生、南瓜子、葵花子、杏仁、莲子、白芝麻、黑芝麻、开心果、腰果

维生素 C 含量高的食物

食物分类	食物来源
谷类	燕麦片、燕麦米
蛋类	–
奶类	–
肉类	–
鱼贝类	–
豆类	–
水果类	番荔枝、新奇士橙、猕猴桃、番石榴、甜柿、木瓜、樱桃番茄、草莓、白柚、荔枝、海梨柑、橙子
蔬菜类	香椿芽、绿豆芽、甜椒、油菜花、苤蓝、野苦瓜、花椰菜、香菜、豆瓣菜、藕
藻类	–
菌类	–
坚果种子类	–

铜含量高的食物

食物分类	食物来源
谷类	麦麸、小麦胚芽、糙米
蛋类	–
奶类	–
肉类	动物肝脏
鱼贝类	生蚝、牡蛎、蟹
豆类	黄豆
水果类	–
蔬菜类	–
藻类	–
菌类	蘑菇
坚果种子类	黑芝麻、腰果、葵花子

维生素 B_3 含量高的食物

食物分类	食物来源
谷类	燕麦片、紫米、糙米、小米
蛋类	–
奶类	–
肉类	猪肝、鸡胸肉、猪瘦肉、羊肉
鱼贝类	金枪鱼、鲭鱼、乌鳢、青蟹
豆类	红豆
水果类	–
蔬菜类	–
藻类	紫菜、发菜
菌类	–
坚果种子类	葵花子、花生、南瓜子、黑芝麻、白芝麻、松子

维生素 B₆ 含量高的食物

食物分类	食物来源
谷类	燕麦片、小麦胚芽、糙米
蛋类	鹌鹑蛋
奶类	–
肉类	猪肝、土鸡肉
鱼贝类	金枪鱼、凤螺
豆类	黑豆、黄豆
水果类	香蕉
蔬菜类	–
藻类	发菜
菌类	–
坚果种子类	开心果、葵花子、栗子、腰果

维生素 B₉ 含量高的食物

食物分类	食物来源
谷类	小麦胚芽、野米
蛋类	鸡蛋
奶类	–
肉类	猪肝
鱼贝类	海螺
豆类	菜豆、绿豆、红豆、扁豆、黑豆、蚕豆
水果类	牛油果
蔬菜类	菠菜、芜菁、芥菜、黄豆芽、欧芹、芦笋、生菜
藻类	昆布
菌类	–
坚果种子类	南瓜子、黑芝麻、栗子、银杏果、莲子、核桃、亚麻籽

小知识："使人应对突发危机"的肾上腺素

肾上腺素水平对人的影响

水平适中：让人能应对突发危机

水平过低：让人疲倦、体重增加、注意力不集中

水平过高：让人焦躁、多动、充满压力

什么是肾上腺素？

肾上腺素是人们耳熟能详的一种激素。在遇到突发危机时，人会心跳加速、呼吸加快、力量增大，这是因为此时大量的肾上腺素被肾上腺分泌出来，从而促使人体进入"战斗状态"，以随时应对突发危机。肾上腺素具有的功能与去甲肾上腺素相类似，二者的区别在于肾上腺素在人应对突发危机时所发挥的作用远大于去甲肾上腺素，而去甲肾上腺素则在使人心情愉快的方面发挥的作用更大。

肾上腺素对情绪有什么影响？

虽然肾上腺素对情绪调控的重要性低于去甲肾上腺素，但它仍是一种很重要的神经递质。在面对突发危机时，人体会分泌肾上腺素，并通知全身立刻进入"战斗状态"。而且，肾上腺素不仅是人在应对突发危机时不可缺少的激素，在日常生活中也必不可少。肾上腺素分泌不足会使人感到疲倦、体重增加、注意力不集中和丧失斗志，而肾上腺素分泌过多则会使人出现焦躁、多动、神经紧张和增重困难的症状。

肾上腺素的合成需要经过一连串冗长的生化过程，而且与去甲肾上腺素的合成所经过的生化过程大多相同。

前文提到，苯丙氨酸变成去甲肾上腺素所需的原料与辅料包括苯丙氨酸、维生素 B_3、维生素 B_6、维生素 B_9、维生素 C 和铜。那么，去甲肾上腺素若要变为肾上腺素，则需要加上一个甲基，而 S- 腺苷甲硫氨酸可以提供活化的甲基。

通常而言，S- 腺苷甲硫氨酸并不直接存在于人类的食物中，需要人体自行合成。人体在合成 S- 腺苷甲硫氨酸时，需要维生素 B_9 和维生素 B_{12} 的辅助。

以下列举了一些与肾上腺素的合成有关的营养素含量高的食物。

维生素 C 含量高的食物

食物分类	食物来源
谷类	燕麦片、燕麦米
蛋类	-
奶类	-
肉类	-
鱼贝类	-
豆类	-
水果类	番荔枝、新奇士橙、猕猴桃、番石榴、甜柿、木瓜、樱桃番茄、草莓、白柚、荔枝、海梨柑、橙子
蔬菜类	香椿芽、绿豆芽、甜椒、油菜花、苤蓝、野苦瓜、花椰菜、香菜、豆瓣菜、藕
藻类	-
菌类	-
坚果种子类	-

铜含量高的食物

食物分类	食物来源
谷类	麦麸、小麦胚芽、糙米
蛋类	–
奶类	–
肉类	动物肝脏
鱼贝类	生蚝、牡蛎、蟹
豆类	黄豆
水果类	–
蔬菜类	–
藻类	–
菌类	蘑菇
坚果种子类	黑芝麻、腰果、葵花子

维生素 B_3 含量高的食物

食物分类	食物来源
谷类	燕麦片、紫米、糙米、小米
蛋类	–
奶类	–
肉类	猪肝、鸡胸肉、猪瘦肉、羊肉
鱼贝类	金枪鱼、鲭鱼、乌鳢、青蟹
豆类	红豆
水果类	–
蔬菜类	–
藻类	发菜、紫菜
菌类	–
坚果种子类	葵花子、花生、南瓜子、黑芝麻、白芝麻、松子

维生素 B$_6$ 含量高的食物

食物分类	食物来源
谷类	燕麦片、小麦胚芽、糙米
蛋类	鹌鹑蛋
奶类	–
肉类	猪肝、土鸡肉
鱼贝类	金枪鱼、凤螺
豆类	黑豆、黄豆
水果类	香蕉
蔬菜类	–
藻类	发菜
菌类	–
坚果种子类	开心果、葵花子、栗子、腰果

维生素 B$_9$ 含量高的食物

食物分类	食物来源
谷类	小麦胚芽、野米
蛋类	鸡蛋
奶类	–
肉类	猪肝
鱼贝类	海螺
豆类	菜豆、绿豆、红豆、扁豆、黑豆、蚕豆
水果类	牛油果
蔬菜类	菠菜、芜菁、芥菜、黄豆芽、欧芹、芦笋、生菜
藻类	昆布
菌类	–
坚果种子类	南瓜子、黑芝麻、栗子、银杏果、莲子、核桃、亚麻籽

维生素 B_{12} 含量高的食物

食物分类	食物来源
谷类	–
蛋类	鸭蛋、鸡蛋
奶类	奶酪、牛奶
肉类	猪肝、鸡肝、猪肾、山羊肉、鸭肉
鱼贝类	文蚬、文蛤、小鱼干、牡蛎、生蚝、鲭鱼、虾米、干贝、青蟹
豆类	–
水果类	–
蔬菜类	–
藻类	–
菌类	–
坚果种子类	–

甩掉忧郁

吃对食物，多晒太阳

你是否有时会莫名地想哭，或为一些小事而发怒，事后又懊悔不已；你是否曾在情绪不佳时试图通过吃精制甜食来缓解，但吃完后仍郁郁寡欢。对女性而言，这种情况大多发生在经期的前 7 ~ 10 天，属于经前期综合征的一种。此外，有些人的情绪在秋冬季节会莫名地跌至谷底，而且通常还会出现渴望精制甜食、体重升高和睡眠质量降低的症状。

其实，这些负面情绪的产生都与脑部的 5- 羟色胺水平过低有关。饮食中缺少色氨酸、维生素 B_6、维生素 B_9 和维生素 B_{12} 等营养素都会导致 5- 羟色胺无法顺利合成。而且，人体摄取的脂肪的种类也会影响 5- 羟色胺对脑细胞发挥作用。此外，人如果整天待在室内而不晒太阳，也容易因为体内缺乏维生素 D 而导致忧郁。

导致忧郁的饮食行为

当莫名地感到忧郁时，有些人会将其归因于天生的性格，任凭心情变差，有些人则会求助于药物。其实，他们可以先做一件事，就是静下心来审视自己的饮食习惯，因为脑部所需的营养素都来自食物。因此，人若想拥有积极的情绪，就必须吃对食物。

在心情不佳时吃精制甜食

　　"脑部的 5- 羟色胺水平低"和"爱吃精制甜食"可以说是一种恶性循环：当人的饮食不合理，即人每天吃大量的精制甜食时，体内就会缺少合成 5- 羟色胺所需的原料，此时人将开始感到不快乐，本能地想去吃一些精制甜食。这是因为，当人在吃这类食物时，血液中的一群支链氨基酸会移动到肌肉中，从而使另一群环状氨基酸有机会向脑部移动，这样脑部就可以制造出更多的"快乐激素"5- 羟色胺。不过，如果人吃的是精制甜食，如蛋糕、糖果和巧克力，那么这种"快乐的效果"则不会持续得太久，因为人体的血糖水平只会急升骤降，一切来得快去得也快。

　　而且，如果过于依赖精制甜食，人将无法从饮食中摄取足够的色氨酸、维生素 B_6、维生素 B_9 和维生素 B_{12} 等营养素，从而无法让 5- 羟色胺水平维持在正常范围内，导致忧郁的心情挥之不去。此外，长期大量吃精制甜食会造成体重升高，而体重焦虑也可能间接导致忧郁。

OK! 选择全谷物

　　由前文可知，若想提高体内的 5- 羟色胺水平，人需要摄取种类正确的碳水化合物，让血糖水平慢慢提高，从而为 5- 羟色胺的合成赢得充裕的时间。相对于营养价值较低的精制甜食，人更应该从全谷物中摄取碳水化合物。

　　全谷物所含的碳水化合物绝对是碳水化合物中的"优等

生"，因为全谷物是最接近天然形态的谷物，没有经过太多的加工，保留了较多的色氨酸、维生素 B_6 和维生素 B_9 等营养素。在全谷物中，最接近天然形态的是糙米。与其相对的，经过精加工的大米几乎只含有碳水化合物，而原本含有的纤维素、维生素和矿物质都大量流失。因此，你不妨试着将主食从经过精加工的大米换为糙米或五谷米，将白面包换为全谷物面包，将早餐从白米粥换为全谷物麦片粥。这样不仅可以增加纤维素的摄取量，还能稳定人体的血糖水平，而且这些全谷物本身就含有合成 5- 羟色胺所需的营养素。

采取全素饮食

除非是由于特殊原因，否则我建议你不要采取全素饮食。实际上，全素饮食不见得是最健康的，其重要原因之一就是全素饮食会使 5- 羟色胺的合成效率降低。这是因为，合成 5- 羟色胺所需的原料——色氨酸——大多存在于动物性食物中，所以采取全素饮食的人在用餐时必须非常注意全谷物、豆类和坚果的搭配，才能降低色氨酸摄取不足的危险。因此，采取全素饮食的人最好不要只吃经过精加工的大米和豆制品。再次强调，加工程度越高的食品，其营养成分越少，因此多吃天然食物更有助于保证身体营养均衡。

研究结果表明，抑郁症患者体内的维生素 D 水平通常低于健康的人。而且，采取全素饮食的人也有缺乏维生素 D 的隐患，因为全素饮食中缺乏维生素 D 的食物来源。此外，职业、信仰等因素会让采取全素饮食的人"雪上加霜"，因为这会使他们更加缺少让身体在阳光下自行合成维生素 D 的机会。因此，我建议采取全素饮食的人平时一定要抽出时间去室外晒太阳。

OK! 选择深海鱼肉

众所周知，吃太多红肉会对心血管健康有负面影响，因为红肉除了含有较多的饱和脂肪酸和胆固醇外，还含有较多的 ω-6 脂肪酸，而 ω-6 脂肪酸会导致人体出现慢性炎症，这些慢性炎症是许多慢性病的祸原。因此，我建议你少吃一些红肉，多吃一些深海鱼肉，因为深海鱼肉不仅含有合成 5-羟色胺所需的色氨酸，还含有较多的 ω-3 脂肪酸，如 EPA 和 DHA，而这些 ω-3 脂肪酸都是合成脑细胞膜所需的重要物质。因此，若人体缺乏 ω-3 脂肪酸，神经递质将无法正常工作，从而导致人的情绪出现问题。研究结果表明，母亲在怀孕时多吃一些深海鱼肉会使孩子长大后患抑郁症的概率大为降低。

OK! 增加维生素 D 的摄取量

不论是采取全素饮食的人还是普通人，都不能让体内的维生素 D 水平过低，否则不仅会对骨骼系统产生不良影响，还容易使人患上抑郁症。

一般而言，人平常可以通过吃一些动物肝脏、蛋黄、深海鱼肉或黄油来补充维生素 D。

下面介绍了部分食物的维生素 D 含量，这些食物都可以加入你的饮食中。

部分食物的维生素 D 含量		
食物名称	重量	维生素 D 含量
沙丁鱼	100 g	1 176 IU
鲭鱼	100 g	1 109 IU
三文鱼	100 g	412 IU
鲱鱼	100 g	318 IU
维生素 D 强化牛奶	240 ml	105 IU
猪肝	100 g	31 IU
牛肉	100 g	31 IU
鸡蛋	50 g	25 IU

　　采取全素饮食的人可以每天在室外晒太阳 15 分钟以上，千万不要因为爱美而涂太多防晒霜。晒太阳的最佳时间是一天中阳光和煦的时候，因为这样既不会使皮肤被晒伤，又能促使人体自行合成维生素 D。再强调一遍，忧郁的人千万不要躲避阳光。

在减重时采取不合理的饮食方式

　　有些人会采取不合理的饮食方式来减重，例如完全不摄取碳水化合物，完全不吃肉类或滴油不沾。这些不合理的饮食方式很容易导致减重效果不理想或多次复胖，并容易使人产生忧郁的情绪。采用完全不摄取碳水化合物的方式来减重是大错特错的，因为这样不但容易导致肌肉流失，还会使人体代谢率下降，即"种下复胖的种子"。而且，在完全不摄取碳水化合物的情况下，脑部的 5- 羟色胺水平一般会有所降低，因此人自然会被忧郁缠身。采用完全不吃肉类的方式来减重容易导致色氨酸的摄取不足，从而影响 5- 羟色胺的合成。采用滴油不沾的方式来减重则容易导致脑细胞膜的功能无法正常运行，致使忧郁等各类不良情绪逐渐出现。

OK! 均衡饮食

在减重时，你不应该将任何食物从饮食中剔除，而要均衡饮食。吃正确的食物既不容易发胖，也不容易感到忧郁。例如，碳水化合物应从全谷物中摄取，而非精制甜食；蛋白质应从鱼肉、豆类、低脂牛奶和蛋类中摄取，而非加工过的香肠和火腿等；脂肪不需要特意摄取，你在平时可以吃一些坚果，这样除了能摄取优质脂肪外，还能为人体补充许多合成 5- 羟色胺所需的重要营养素。此外，蔬菜更是减重路上的"好伙伴"，它不仅能量低，还富含维生素和矿物质，能提供合成 5- 羟色胺所需的重要营养素。人在减重时一定要均衡饮食，才能瘦得健康，瘦得快乐。

Tips 有助于缓解经前期综合征的营养补剂

如果你实在做不到均衡饮食，不得不通过服用一些营养补剂来缓解经前期综合征的不适症状，那么以下的营养补剂也许可以帮助你顺利度过经期的前 1 ~ 2 周。

有助于缓解经前期综合征的营养补剂

营养补剂名称	剂量（单位：每日）	原因
维生素 B_6 补剂	50 mg	促进 5- 羟色胺的合成。
钙片	1 200 mg	促进 5- 羟色胺的释放。
月见草油	1.5 ~ 3 g	提供能合成前列腺素 E1 的 γ - 亚麻酸，可缓解女性生理与心理的不适。
鱼油	1 g	阻碍前列腺素 E2 的合成，减少慢性炎症。
葡萄籽	50 mg	提供原花青素，从而抑制前列腺素 E2 的合成。

甩掉忧郁的食谱范例

当感到忧郁时，你不妨吃一些能改善情绪的轻食。

全麦蔬菜金枪鱼包

食材

全麦餐包 ……………………	1个
生菜叶 ………………………	1片
番茄片 ………………………	1片
金枪鱼（罐头）……………	适量
腰果 …………………………	适量

做法

全麦餐包对半切开，先依次夹入生菜叶、番茄片和金枪鱼，再撒上腰果即可。

· 营养分析 ·

◇ 全麦餐包除了富含碳水化合物外，还含有较多的纤维素和 B 族维生素，有助于促进人体的能量代谢和神经递质的合成。

◇ 金枪鱼含有的深海鱼油能为人体提供 EPA 和 DHA，二者不仅能减少人体内的慢性炎症，还是合成脑细胞膜所需的重要物质。同时，金枪鱼是色氨酸和维生素 D 的良好食物来源，它们都具有预防忧郁的重要作用。

◇ 人若想使 5- 羟色胺顺利合成，不仅需要摄取色氨酸，还需要摄取维生素 B_6，而腰果则是维生素 B_6 的良好食物来源。

◇ 在饮食中增加一些蔬菜，如生菜叶和番茄，不仅能为食物的配色加分，还能为人体提供膳食纤维以稳定血糖水平。

全谷物黄豆坚果饮料

食材

糙米	1 汤匙	小麦胚芽	1/2 汤匙
黄豆	1 汤匙	开水	适量
核桃仁	1 汤匙	果寡糖	适量
黑芝麻	1/2 汤匙		

做法

1. 糙米洗净、浸泡、煮软并放凉，备用。

2. 黄豆浸泡、蒸软并放凉。

3. 先将糙米、黄豆、核桃仁、黑芝麻和小麦胚芽放入杯中，加开水至九分满，再将其用食物料理机打碎，依个人喜好加入适量果寡糖调味即可。

* 你可以事先将以上食材分装成小包并冷冻起来，在需要时直接取出进行制作即可。

· 营养分析 ·

◇ 当感到忧郁时，你最好将全谷物作为主食或饮品的基本食材，例如糙米和小麦胚芽都是极佳的全谷物。

◇ 黄豆、黑芝麻和小麦胚芽富含色氨酸，糙米和黄豆富含维生素 B_6，黑芝麻和小麦胚芽是维生素 B_9 的良好食物来源，糙米和黑芝麻能为人体提供维生素 B_3，这些都是合成 5- 羟色胺不可或缺的营养素。

◇ 核桃仁含有的 α- 亚麻酸属于植物性的 ω-3 脂肪酸，可以在人体内代谢为 EPA 和 DHA，二者都是合成脑细胞膜所需的重要物质。

◇ 这杯饮料几乎含有合成 5- 羟色胺所需的全部营养素。如果在饮用时再搭配一碗加入蛋类和奶酪的蔬果沙拉，以增加人体对钙、维生素和纤维素的摄取量，那么你将一整天都能拥有愉快的心情。

· 忙碌一族的聪明急救法 ·

一瓶低脂牛奶搭配一小包腰果。

低脂牛奶富含钙，有助于促进神经递质的释放。腰果富含的色氨酸和维生素 B_6 能辅助"快乐激素"5- 羟色胺的合成。

小知识："快乐激素"5- 羟色胺

5- 羟色胺水平对人体的影响
水平适中：让人轻松、快乐、易入睡
水平过低：让人沮丧、忧郁、焦虑、失眠、易怒、头痛
水平过高：让人嗜睡

什么是5- 羟色胺？

谈到与情绪有关的神经递质，人们最熟悉的应该就是5- 羟色胺。这是一种单胺类神经递质，它不仅会影响脑部的活动，还会在人体中的许多地方发挥作用，例如它作用于肠道可以调节肠道蠕动的速度，作用于血管可以调节血管的收缩与血小板的聚集。那么，当5- 羟色胺作用于脑部的中枢神经时，它则会影响情绪。

5- 羟色胺对情绪有什么影响？

5- 羟色胺可以调控情绪。虽然它的结构与激素完全不同，但它却拥有"快乐激素"的称号。5- 羟色胺与情绪、睡眠、食欲、学习能力、记忆力甚至痛觉都息息相关。如果体内5- 羟色胺水平过低，人会出现沮丧、焦虑、失眠、偏头痛和对疼痛的敏感度提高等症状。你一定想不到，以上这些不良的症状极有可能是饮食不合理引起的，而不是人与生俱来的。

与5- 羟色胺的合成有关的营养素

人体内5- 羟色胺的多寡与饮食有密切的关系。这是因为，

5- 羟色胺是由一种叫作色氨酸的氨基酸代谢而来的，这种氨基酸不能在人体内自行合成，只能从饮食中摄取，因此色氨酸被称为必需氨基酸。由此可知，若人多吃一些富含色氨酸的食物，体内就能拥有更多制造 5- 羟色胺的"本钱"。

不过，5 - 羟色胺的合成过程不仅需要色氨酸，还需要其他营养素担任催化剂的角色，例如色氨酸变成 5- 羟色胺需要维生素 B_3、维生素 B_6、维生素 B_9 和维生素 B_{12} 的辅助。人体如果缺乏这些营养素，就无法顺利合成 5- 羟色胺，人依然会感到忧郁、沮丧。因此，人的饮食中除了要含有足量的色氨酸外，还要含有足量的维生素 B_3、维生素 B_6、维生素 B_9 和维生素 B_{12} 等营养素，这样才能顺利合成"快乐激素"5- 羟色胺。

以下列举了一些与5-羟色胺的合成有关的营养素含量高的食物。

色氨酸含量高的食物

食物分类	食物来源
谷类	小麦胚芽、荞麦
蛋类	咸鸭蛋、卤蛋
奶类	-
肉类	火鸡肉、猪后腿肉、鸡胸肉、牛腱
鱼贝类	白带鱼、红甘鱼、秋刀鱼、金枪鱼、海鳗
豆类	黄豆、黑豆
水果类	-
蔬菜类	-
藻类	紫菜、发菜、干海带
菌类	
坚果种子类	南瓜子、白芝麻、黑芝麻、葵花子、花生、腰果、莲子

维生素 B₃ 含量高的食物

食物分类	食物来源
谷类	燕麦片、紫米、糙米、小米
蛋类	-
奶类	-
肉类	猪肝、鸡胸肉、猪瘦肉、羊肉
鱼贝类	金枪鱼、鲭鱼、乌鳢、青蟹
豆类	红豆
水果类	-
蔬菜类	-
藻类	发菜、紫菜
菌类	-
坚果种子类	葵花子、花生、南瓜子、黑芝麻、白芝麻、松子

维生素 B₆ 含量高的食物

食物分类	食物来源
谷类	燕麦片、小麦胚芽、糙米
蛋类	鹌鹑蛋
奶类	-
肉类	猪肝、土鸡肉
鱼贝类	金枪鱼、凤螺
豆类	黑豆、黄豆
水果类	香蕉
蔬菜类	-
藻类	发菜
菌类	-
坚果种子类	开心果、葵花子、栗子、腰果

维生素 B$_9$ 含量高的食物

食物分类	食物来源
谷类	小麦胚芽、野米
蛋类	鸡蛋
奶类	–
肉类	猪肝
鱼贝类	海螺
豆类	菜豆、绿豆、红豆、扁豆、黑豆、蚕豆
水果类	牛油果
蔬菜类	菠菜、芜菁、芥菜、黄豆芽、欧芹、芦笋、生菜
藻类	昆布
菌类	–
坚果种子类	南瓜子、黑芝麻、栗子、银杏果、莲子、核桃、亚麻籽

维生素 B$_{12}$ 含量高的食物

食物分类	食物来源
谷类	–
蛋类	鸭蛋、鸡蛋
奶类	奶酪、牛奶
肉类	猪肝、鸡肝、猪肾、山羊肉、鸭肉
鱼贝类	文蚬、文蛤、小鱼干、牡蛎、生蚝、鲭鱼、虾米、干贝、青蟹
豆类	–
水果类	–
蔬菜类	–
藻类	–
菌类	–
坚果种子类	–

提高注意力

低血糖指数食物是"法宝"

在注意力集中时，人通常会忽略掉身边发生的某些事情，例如人在读一本精彩绝伦的小说时，可能听不到旁人的呼喊。然而，有些人，尤其是小朋友，总是无法集中注意力，上课时同桌写字的声音、教室里空调运转的声音或窗外的风声都会让他们分心，以致他们无法专心听课，最终导致学习成绩不佳。

其实，这种情况可能是脑部的 γ-氨基丁酸水平过低造成的。γ-氨基丁酸能帮助人忽略掉一些不重要的信息，从而使人进入注意力集中的状态。脑部的 γ-氨基丁酸水平过低与不合理的饮食有极其密切的关联。γ-氨基丁酸的合成需要谷氨酰胺、维生素 B_3 和维生素 B_6 等营养素，若饮食中缺乏这些营养素，人就容易注意力不集中。

此外，经常吃加工食品，如高糖且含有食用色素的饮料、糖果和饼干，或喜欢吃咖啡因含量高的食物，也容易造成人的注意力不集中。

导致分心的饮食行为

有些人注意力不集中是由于脑部有先天性缺陷，有些人是由于营养素的摄取不均衡，从而造成 γ-氨基丁酸的合成不足，还有些人则是由于经常摄取一些脑部不喜欢的物质。以下四种饮食行为都可能导致注意力不集中。

只吃蔬菜和水果

蔬菜和水果为人体带来的好处在此不再赘述。不过，有些饮食法主张"只吃蔬菜和水果才能净化自己的身体和心灵"，提出要远离所有含有碳水化合物的食物，因而有些人会采用这种激进的饮食方式来减重。需要强调的是，人在任何情况下都不能将 5 大类食物，即全谷物、鱼肉豆蛋类、蔬果类、奶类和坚果种子类完全从饮食中剔除。只要其中任何一类食物被完全从饮食中剔除，人一定会出现身心失调的症状。例如，γ - 氨基丁酸被称为"提高注意力"的神经递质，它的主要原料——谷氨酰胺——来源于蛋白质，而蔬菜和水果的蛋白质含量极低，因此若每餐都只吃蔬菜和水果，长此以往，人一定会由于缺乏 γ - 氨基丁酸而变得精神萎靡、无法集中注意力。

Tips 不要直接吃 γ - 氨基丁酸营养补剂

市面上某些营养补剂会标榜可直接为人体提供 γ - 氨基丁酸，然而 γ - 氨基丁酸的结构已经决定了它无法通过血脑屏障。也就是说，从嘴巴吃进去的 γ - 氨基丁酸会被挡在脑部之外。其实这是有原因的，因为 γ - 氨基丁酸是一种能使脑部镇静下来的神经递质，如果完全没有阻挡，任其通行，人会很容易因过于镇静而昏昏欲睡。因此，若想为脑部补充 γ - 氨基丁酸，你不要直接服用 γ - 氨基丁酸营养补剂，而要从饮食中摄取合成 γ - 氨基丁酸所需的谷氨酰胺、维生素 B_3 和维生素 B$_6$ 等营养素，从而让 γ – 氨基丁酸在脑部自行合成。

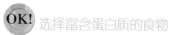 **OK!** 选择富含蛋白质的食物

　　人若想摄取合成 γ – 氨基丁酸所需的原料——谷氨酰胺，可以多吃肉类、鱼类、蛋类和奶类。但是，素食者一定要记得每餐都最好能包含　全谷物、豆类、蔬菜、水果和坚果种子类。这是因为，豆类中的黄豆和黑豆等、坚果种子类中的葵花子和花生等都富含谷氨酰胺。你即使不是素食者，也应该适量补充以上食物以提高自己的注意力。

偏爱高甜食物

　　有时候，人体内缺乏 γ – 氨基丁酸并不是由于缺乏合成其所需的原料——蛋白质，而是由于从饮食中摄取了太多脑部不喜欢的物质，如白糖和红糖等分子结构简单的糖。

　　这些分子结构简单的糖基本上不是人体所必需的，因为它们非常容易被人体吸收。它们突然"涌入"脑部会使脑部过度兴奋，从而导致人难以集中注意力。而且，若人体内突然"涌入"太多这类糖，胰岛素就会被大量分泌以降低过高的血糖水平，因此脑部的血糖会被剥夺，从而导致脑部再次进入饥饿状态，人也开始精神不振、昏昏欲睡。在此情况下，人自然不可能全神贯注。

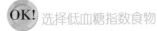 选择低血糖指数食物

血糖指数即血糖生成指数，代表某种食物被人吃进体内后使血糖水平提高的速度。若人体的血糖水平提高速度快，则该食物的血糖指数高；若人体的血糖水平提高速度慢，则该食物的血糖指数低。大分子的多糖需要较长时间来分解，血糖指数自然就低；小分子的糖进入血液的速度较快，血糖指数自然就高。

血糖水平的提高速度慢有助于集中注意力，因此低血糖指数食物才是提高注意力的"法宝"。若想集中注意力，你最好少吃精制甜食。对处在学习阶段的孩子而言，家长更不要将精制甜食作为对他们的一种奖励。如果让孩子从小就习惯"甜美的滋味"，那么他们在将来不仅容易发胖，还容易注意力不集中。

除为了提高注意力、稳定情绪外，我建议你在平时也尽量选择低血糖指数食物，以避免让脑部面临"葡萄糖攻击"。此外，多吃蔬菜也是不错的办法。

以下列举了常见食物的血糖指数。

低血糖指数食物（血糖指数：<55）			
食物名称	血糖指数	食物名称	血糖指数
菜豆	39±6	苹果	52±3
扁豆	41±1	全脂牛奶	38±6
黄豆	25±4	酸奶	51
樱桃	32	花生	21±12
葡萄柚	36	腰果	31

中血糖指数食物（血糖指数：55～70）

食物名称	血糖指数	食物名称	血糖指数
意大利面	60±4	柳橙	60±5
速食面	67±2	布丁	62±5
通心粉	67±3	豆奶	63
草莓	57	海绵蛋糕	66
苹果汁	57±1	巧克力	61±4

高血糖指数食物（血糖指数：>70）

食物名称	血糖指数	食物名称	血糖指数
甜玉米	78±6	凤梨	84±11
芋头	79±2	西瓜	103
烤马铃薯	85±4	冰激凌	87±10
甘蔗	87±10	松饼	78±6
玉米脆片	90±15	天使蛋糕	95±7
白米饭	91±9	糖霜鸡蛋糕	104
即食麦片粥	94±1	甜甜圈	108±10
贝果	103±5	薯片	77±4
薯条	107±6	爆米花	103±24
糯米饭	132±9	可乐	83±7
木瓜	84±2	蜂蜜	78±7

注：1. 不同资料对高血糖指数食物的定义存在差异，本书中的高血糖指数食物指血糖指数大于 70 的食物。

2. 在不同资料中，相同食物的血糖指数可能由于产地、品种、成熟度和烹饪方式等的不同而存在差异。

偏爱加工食品

众所周知，天然食物中并不含有防腐剂和色素等食品添加剂。然而，随着科技的发展，各种食品添加剂相继问世，并不断被加入天然食物中，让天然食物成了加工食品，例如汽水、糖果、饼干和薯片等。

一份研究报告显示，青少年出现暴力倾向与喝较多的汽水有关——汽水的每周饮用量为5罐以上的青少年出现暴力倾向的可能性比喝较少的汽水的青少年高9%～15%。2007年11月，英国学者马肯教授在医学期刊《刺胳针》发表的一篇文章指出，给受试学童喝含有苯甲酸钠防腐剂和人工色素（包括黄色4号、黄色5号、红色6号和红色40号）的饮料后，他们明显变得比未喝该饮料的对照组学童更加多动，注意力更加不集中。由此，他得出结论：苯甲酸钠防腐剂或人工色素会单独或共同引发孩童的多动与注意力不集中。

目前，已经有越来越多的生产厂商用天然色素，如番茄红素、玉米黄素和花青素等，取代人工色素。因此，我建议家长在帮孩子购买食品时，最好不要选择含有人工色素的食品。若孩子已经出现多动、注意力无法集中的症状，家长更应该限制他们吃此类加工食品。

OK! 选择天然食物

如果人们多吃天然食物，少吃加工食品，那么情绪自然会变好，注意力也会逐渐提高。回想一下，在逛超市的时候，你购买的更多是天然食物还是加工食品？如果是后者，那么你就要认真检讨，尽快改正选购食物的不良习惯。

偏爱含有咖啡因的饮料

虽然适量地摄取咖啡因对成年人的身体影响不大，但是孩子，尤其是已有多动倾向、难以集中注意力的孩子，要格外注意控制咖啡因的摄取量。研究结果表明，咖啡因可使某些成年人在短时间内提高注意力，不过对小孩似乎有不良影响。然而为何有此差异，科学家们尚在研究。可以确定的是，咖啡因会让人在晚上因过度兴奋而无法入睡，从而迫使人在次日进入一种需要还"睡眠债"的状态。在这种状态下，人的注意力必然难以集中，因此人在睡前切勿摄取过多的咖啡因。

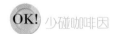 **OK!** 少碰咖啡因

实际上，除了咖啡和茶外，可乐、奶茶、巧克力和冰激凌等都含有咖啡因。目前，虽然我国没有明确规定儿童对咖啡因的摄取上限，但可以肯定的是，儿童对咖啡因的摄取量宜少不宜多。家长在帮孩子选购饮料或其他食物时，记得检查营养成分表，如果其中含有咖啡因，就尽量不要购买。总体而言，孩子喝的饮料应该以白开水、低脂牛奶和新鲜果汁为主。此外，家长尽量不要让孩子喝含糖饮料，让孩子喝含糖且含咖啡因的饮料则更是大忌。

提高注意力的
食谱范例

　　在难以集中注意力时，人应该
吃低血糖指数食物，尤其是低血糖
指数的主食。此外，人所吃的食物
最好能促进 γ - 氨基丁酸的合成。

香菇黄豆糙米饭

食材

糙米	适量	酱油	少许
黄豆	适量	米酒	少许
香菇	适量	果寡糖	少许

* 糙米、黄豆和香菇的用量比例应为 6：3：1，具体用量自行决定即可。

做法

1. 香菇切为细丝；糙米、黄豆和香菇泡软，备用。

2. 在炒锅中倒入适量食用油，加入香菇丝、酱油、米酒和果寡糖炒香。

3. 将糙米、黄豆和炒好的香菇丝放入电饭锅，蒸熟即可。

· 营养分析 ·

◇ 糙米、黄豆和香菇都是低血糖指数食物，不会使血糖水平剧烈波动。

◇ 糙米和黄豆富含的谷氨酰胺和维生素 B_6 以及糙米和香菇富含的维生素 B_3 都是合成 γ - 氨基丁酸所需的营养素。

◇ 这道主食除了血糖指数较低与能促进 γ - 氨基丁酸的合成外，其中的糙米和黄豆含有的蛋白质还能为人体提供种类丰富的氨基酸，再加上香菇提味，可谓既健康又可口。

白芝麻黑豆红薯蔬菜卷

食材

黑豆························· 适量   莴苣叶························· 适量

红薯························· 适量   白芝麻························· 适量

果寡糖························· 少许

做法

1. 黑豆浸泡一夜至软化，红薯切为小块，二者用电饭锅蒸熟。

2. 先将黑豆与红薯块撒上果寡糖拌匀，铺至莴苣叶的表面，再撒上白芝麻，卷起即可。

· 营养分析 ·

◇ 红薯是低血糖指数食物，在蔬菜卷中加入它既能增加用餐时的乐趣，又能提高蔬菜卷的营养价值。

◇ 黑豆富含的谷氨酰胺和维生素 B_6 以及白芝麻含有的谷氨酰胺和维生素 B_3 都能促进 γ - 氨基丁酸的合成。

◇ 这道蔬菜卷被设定为主食，其中的莴苣叶等蔬菜不仅有助于稳定血糖水平、降低血糖指数，还能提高人的注意力。

· 忙碌一族的聪明急救法 ·

一包烤黄豆搭配一杯燕麦坚果饮料。

烤黄豆是一种营养丰富的休闲零食，有助于 γ - 氨基丁酸的释放。燕麦片是谷氨酰胺的优质食物来源，再加入含有维生素 B_3 的坚果，则更能促进人体内 γ - 氨基丁酸的合成。

小知识："使人冷静专心"的 γ - 氨基丁酸

γ - 氨基丁酸水平对人体的影响

水平适中：让人注意力集中、记忆力增强、放松、冷静

水平过低：让人焦虑、惶恐、失眠

水平过高：让人嗜睡、缺乏活力

什么是 γ - 氨基丁酸?

神经系统也讲求"中庸之道"，既不能长期处于兴奋状态，也不能长期处于抑制状态。神经系统一旦过于兴奋，就需要有"外力"帮助它"冷静下来"，而 γ - 氨基丁酸这种神经递质就负责完成这个任务。

人体内的 γ - 氨基丁酸是由其他氨基酸"变身"而成的，不过有趣的是，它的前身——谷氨酸——是一种兴奋性神经递质。不得不说，人体真像一台精密而神奇的机器。在人体内，兴奋性神经递质产生之后，抑制性神经递质也会随之产生。如果二者的水平不均衡，人的情绪就会出现问题。

γ - 氨基丁酸对情绪有什么影响?

γ - 氨基丁酸具有调控情绪的重要作用。它除了能让人冷静、放松之外，还有助于提高人的注意力，并缓解人的焦虑与紧张。此外，当无用的杂音进入脑部时，γ - 氨基丁酸会帮助脑部忽略掉它们，以免人变得过度敏感，从而造成注意力下降或反应过度。

与 γ - 氨基丁酸的合成有关的营养素

　　虽然 γ - 氨基丁酸对脑部非常重要，但是从饮食中摄取的 γ - 氨基丁酸无法直接进入脑部。这是因为，脑部作为人体的"指挥中枢"，配有一名被称为血脑屏障的"监察员"，这位"监察员"会严格筛选进入脑部的物质，不让有害物质随便通过。

　　没错，γ - 氨基丁酸就是被拒于门外的物质之一。血脑屏障只准许谷氨酰胺进入脑部，然后脑部会自行合成 γ - 氨基丁酸。仔细想来，脑部真的很聪明。如果没有血脑屏障的严格"守卫"，那么人一旦由于随便乱吃而导致 γ - 氨基丁酸的摄取过量，就会过度冷静、消沉、缺乏斗志甚至嗜睡，生活将受到很大的负面影响。

　　话说回来，脑部是如何合成 γ - 氨基丁酸的呢？首先，谷氨酰胺通过血脑屏障之后，需要先在维生素 B_3 的辅助下转化为谷氨酸，然后再在维生素 B_6 的辅助下进一步变成 γ - 氨基丁酸。

　　因此，市面上某些标榜可以直接为人体补充 γ - 氨基丁酸的营养补剂其实都是无效的，因为从饮食中摄取的 γ - 氨基丁酸是不能直接进入脑部的。若想让脑部得到足量的 γ - 氨基丁酸，你就需要多吃一些含有谷氨酰胺、维生素 B_3 和维生素 B_6 的食物。

　　以下列举了一些与 γ - 氨基丁酸的合成有关的营养素含量高的食物。

谷氨酰胺含量高的食物

食物分类	食物来源
谷类	燕麦片、薏仁、糙米
蛋类	鸡蛋
奶类	奶酪
肉类	牛腱、乌鸡肉、鸭肉、猪肉
鱼贝类	海鳗、鲳鱼、白带鱼、大眼鲷
豆类	黄豆、黑豆、绿豆、红豆
水果类	-
蔬菜类	-
藻类	-
菌类	-
坚果种子类	葵花子、花生、杏仁、莲子、芝麻、腰果、开心果

维生素 B_3 含量高的食物

食物分类	食物来源
谷类	燕麦片、紫米、糙米、小米
蛋类	-
奶类	-
肉类	猪肝、鸡胸肉、猪瘦肉、羊肉
鱼贝类	金枪鱼、鲭鱼、乌鳢、青蟹
豆类	红豆
水果类	-
蔬菜类	-
藻类	发菜、紫菜
菌类	-
坚果种子类	葵花子、花生、南瓜子、黑芝麻、白芝麻、松子

维生素 B$_6$ 含量高的食物

食物分类	食物来源
谷类	燕麦片、小麦胚芽、糙米
蛋类	鹌鹑蛋
奶类	－
肉类	猪肝、土鸡肉
鱼贝类	金枪鱼、凤螺
豆类	黑豆、黄豆
水果类	香蕉
蔬菜类	－
藻类	发菜
菌类	－
坚果种子类	开心果、葵花子、栗子、腰果

告别"数羊"的日子
吃对夜宵不失眠，睡前轻食有诀窍

很多人都有过失眠的经历，依靠"数羊"才能入睡的日子确实非常痛苦，有些人甚至只能依靠吃安眠药强迫自己入睡。实际上，每个人的失眠原因各不相同。有抑郁情绪的人睡眠质量不佳主要是因为他们的体内缺乏 5- 羟色胺，5- 羟色胺不仅具有镇静脑部、助人入睡的功能，还能转化为另一种神经递质——褪黑素。褪黑素是调节人体生物钟的重要物质，如果它的水平降低，人的睡眠节律就会紊乱。不过，有些人并没有抑郁情绪，只是由于白天思考的事情过多才导致脑部一直处于亢奋状态。这类人需要通过促进 γ-氨基丁酸的合成来让脑部休息、放松。如果 γ-氨基丁酸的合成不足，脑部就会持续亢奋，人明明很疲惫却无法入睡。

若出现上述失眠情况，你除了可以寻求专业医生的帮助外，也可以尝试通过改变饮食来促进 5- 羟色胺、褪黑素和 γ-氨基丁酸等"助眠的神经递质"的合成。

导致失眠的饮食行为

通过改善饮食来解决失眠问题的过程可以分为两个阶段。

在第一阶段，你应该按照前篇《甩掉抑郁》中提供的饮食技巧来用餐。人体的 5- 羟色胺水平不宜过低，因为在心情愉悦时，人的睡眠质量自然会提高。若第一阶段没有做好，那么下一阶段的饮食技巧对你的帮助将非常有限。

在第二阶段，你应该在睡前促使脑部的 5- 羟色胺大量且快速地合成。如果你的体内在平时就缺乏合成"助眠的神经递质"所需的原料，那么你最好在日常饮食中有意识地逐渐增加这些原料的摄取量。这是因为，即便你在短时间内补充这些原料，也就是"临时抱佛脚"，5- 羟色胺的合成效果也可能不会过于理想。

那么，哪些饮食行为会导致体内缺乏合成"助眠的神经递质"所需的原料呢？

在睡前喝咖啡因含量高的饮料

众所周知，人在睡前不宜喝咖啡因含量高的饮料，如咖啡、茶和可乐，失眠严重的人甚至在午餐后就应该避免喝这些饮料。这些饮料除了会让人精神亢奋外，还具有利尿的作用，可能导致人在晚上多次醒来如厕，从而降低睡眠质量。

OK! 选择不含咖啡因的饮料

如果一定要喝饮料，你可以选择不含咖啡因的饮料，如大麦茶、花茶和果汁。如果在睡前喝少量的酒可以帮助你入睡，那么你可以选择喝 30 ~ 50 ml 的葡萄酒。这是因为，在睡前喝过量的酒可能导致身体不适，长此以往，身体会受到更大的负面影响。

在睡前吃过于油腻的食物

很多人都有吃夜宵的习惯。实际上，夜宵的选择是很关键的。虽然在睡前吃一份咸酥鸡或一顿麻辣火锅会让人感到满足，但是这些过于油腻的食物不仅会加重消化系统的负担，还会刺激神经系统，让脑部一直保持亢奋的状态。

一般而言，在养成晚餐后禁食的习惯之后，人体的生物钟就会变得规律，即在晚餐后不再有食物进入体内，身体的能量即将用完，人会自然而然地准备进入睡眠。如此看来，在睡前大吃一顿无疑会扰乱人体的生物钟。

此外，在睡前吃过于油腻的食物容易使人患上消化系统疾病，如胃食管反流和消化不良，还会使肥胖问题悄悄出现。

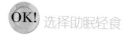 OK! 选择助眠轻食

虽然人在睡前最好不要进食，但是被失眠困扰的人可以尝试在睡前吃一份轻食来助眠。

注意，请务必在睡前的 0.5 ~ 1 小时内吃完这份轻食。你一定不要在吃完这份轻食之后就立刻睡觉。一般而言，在睡前的 0.5 ~ 1 小时内吃完这份轻食，然后待睡意袭来的时

候再上床睡觉是最佳选择。不过，有失眠困扰的人如果在吃完轻食后立刻产生睡意，就赶快去睡觉吧，以免"瞌睡虫"跑掉。

助眠的轻食须符合以下条件。

分量适中

所谓轻食，其分量当然要适中，绝对不可以比正餐还多，这样才不会给身体造成过大的负担。而且，助眠轻食最好不要包含过多的饮料，因为这样很容易导致人半夜起床如厕而使睡眠中断。

富含碳水化合物

这份轻食必须富含碳水化合物，因为碳水化合物能让 5- 羟色胺和褪黑素这两种"助眠的神经递质"在脑部快速且大量地合成。

前文提到，人如果想提高体内的 5- 羟色胺水平，应该采取"细水长流"的饮食方式，也就是从饮食中缓慢地、稳定地摄取色氨酸和维生素 B_6 等营养素。不过，这种饮食方式只能让人的心情保持轻松、愉快，却不会让人产生困倦的感觉。

那么，怎样才能让 5- 羟色胺在脑部快速且大量地合成呢？这需要在睡前让合成 5- 羟色胺所需的原料——色氨酸——大量地"涌入"脑部。人在吃富含碳水化合物的食物的时候，身体会分泌胰岛素，而胰岛素除了能降低血糖水平之外，还能促使血液中的支链氨基酸向肌肉移动，从而降低支链氨基酸流向脑部的概率。在这种情况下，色氨酸的"竞争对手"将大量减少，色氨酸就可以更加容易地通过血脑屏障。

这样一来，大量的色氨酸就会"涌入"脑部，此时再加上维生素 B_3、维生素 B_6 和镁等营养素的辅助，脑部就可以顺利地合成大量 5- 羟色胺和褪黑素，从而使人的睡意大大增加。

与让心情变好的饮食技巧不同，在睡前吃富含碳水化合物的轻食是为了快速地入睡，因此这份轻食所含的碳水化合物并非必须属于多糖，砂糖等分子结构较为简单的糖反而会有更好的助眠效果。

此外，有些人主张在睡前吃一些富含色氨酸的食物，如火鸡肉。实际上，这种方式缓不济急，因为蛋白质在人体内消化与吸收的速度远慢于碳水化合物。因此，在睡前吃一份富含碳水化合物的轻食的助眠效果会好于吃一份富含色氨酸的大餐。

富含色氨酸、维生素 B_3、维生素 B_6 和镁

这份轻食最好同时富含色氨酸、维生素 B_3、维生素 B_6 和镁，因为脑部需要这些营养素的辅助才能大量地合成"助眠的神经递质"——5- 羟色胺和褪黑素。虽然脑部本身就有一些相关"库存"，但是人如果能通过吃一份轻食来"补货"，最终效果则会更佳。例如，小麦胚芽和腰果都富含这些营养素。

富含谷氨酰胺

如果你是因为在白天用脑过度或过于兴奋而导致晚上无法入睡的，那么此时脑部则需要更多的 γ – 氨基丁酸以镇静下来。

因此，这份轻食最好也能提供合成 γ – 氨基丁酸所需的谷氨酰胺。燕麦片、腰果、葵花子、杏仁、莲子和黑芝麻都是谷氨酰胺的优质食物来源。

富含钙

钙可以稳定人的情绪，缓解紧张与焦虑，因此这份轻食中一定不能缺少钙。很多人会在睡前喝一小杯牛奶，因为他们认为其中的色氨酸有助于入睡。其实，牛奶的色氨酸含量并不高，其助眠的效果更应该归功于钙。除牛奶外，黑芝麻和奶酪也是钙的优质食物来源。

Tips 在睡觉时一定要关灯

灯光会干扰人体内褪黑素的合成，因为合成褪黑素所需的酶是无法在光下活化的。如果人体缺乏褪黑素，不仅睡眠质量会有所降低，情绪和免疫力也会受到负面影响。

Tips 可以适量服用褪黑素补剂

前文提到，γ – 氨基丁酸无法通过血脑屏障，因此人不能从饮食中直接摄取 γ – 氨基丁酸。

不过，褪黑素与 γ - 氨基丁酸有所不同。褪黑素与其他激素一样，会通过血液流至全身来发挥作用，因此口服褪黑补剂有助于改善失眠。注意，褪黑素补剂应在医生的指导下服用，不可自行服用。

告别失眠的
食谱范例

　　在失眠时吃一份富含碳水化合
物的轻食吧。

红豆莲子燕麦牛奶粥

食材

红豆·························· 适量　　　砂糖·························· 适量

莲子·························· 适量　　　低脂牛奶················ 适量

燕麦片···················· 适量

做法

1. 红豆、莲子泡软，放入电饭锅蒸至熟烂。

2. 先在煮锅中放入蒸熟的红豆和莲子，再依次加入燕麦片、砂糖和低脂牛奶，以小火煮沸即可。

◆ 营养分析 ◆

◇ 这是一道易于制作的助眠轻食，食用量以少于一碗为宜。

◇ 燕麦片是助眠的"好帮手"，它富含谷氨酰胺、维生素 B_3、维生素 B_6 和镁等营养素，有助于"助眠的神经递质"的合成。

◇ 在中医领域中，莲子是一味能安神的药材，它富含合成 5- 羟色胺所需的原料——色氨酸，所含的维生素 B_9 也有助于 5- 羟色胺的合成。而且，莲子的碳水化合物含量较高，符合助眠轻食的条件。此外，莲子所含的钙也能稳定神经。

◇ 红豆富含碳水化合物，能帮助色氨酸迅速进入脑部。

◇ 低脂牛奶可为人体提供钙，因而能起到稳定神经的作用。

◇ 砂糖可以提高这道轻食的血糖指数，从而加快色氨酸进入脑部的速度，促使 5- 羟色胺和褪黑素快速合成。

腰果紫米甜粥

食材

紫米⋯⋯⋯⋯⋯⋯⋯⋯⋯ 适量　　　腰果⋯⋯⋯⋯⋯⋯⋯⋯⋯ 适量

砂糖⋯⋯⋯⋯⋯⋯⋯⋯⋯ 适量　　　低脂牛奶⋯⋯⋯⋯⋯⋯⋯⋯ 适量

做法

1. 将紫米放入煮锅，加入适量清水煮一段时间后关火，盖上锅盖闷至米粒膨胀，再开火将其煮至软烂且产生黏性。

2. 在煮好的紫米粥中依个人喜好加入砂糖调味，备用。

3. 用食物料理机将腰果和低脂牛奶打成糊状，即制成腰果奶糊。

4. 将腰果奶糊与调味后的紫米甜粥拌匀即可。

营养分析

◇ 腰果的用量可以适当增加，因为腰果具有舒缓压力和助眠的作用。腰果含有的色氨酸、谷氨酰胺、维生素 B_6 和镁等营养素都有助于 5- 羟色胺和褪黑素的合成。

◇ 低脂牛奶中的钙可以稳定神经。

◇ 紫米富含碳水化合物，可以促使色氨酸进入脑部。而且，紫米富含的维生素 B_3 也是合成 5- 羟色胺不可缺少的营养素之一。

忙碌一族的聪明急救法

　　一包黑芝麻糊搭配两汤匙小麦胚芽。

　　黑芝麻同时含有色氨酸、谷氨酰胺、维生素 B_3、维生素 B_6 和钙，因此助眠的效果极佳。注意，市售的黑芝麻糊多半会添加糖，因而其碳水化合物的含量将有所提高。小麦胚芽也具有助眠的作用，因为它同时含有色氨酸、维生素 B_6 和镁，可以促进"助眠的神经递质"的合成。

小知识："调节生物钟"的褪黑素

褪黑素水平对人体的影响

水平适中：让生物钟变得规律、让人情绪稳定

水平过低：让人失眠、躁郁、低落

水平过高：让人缺乏斗志、头脑昏沉

什么是褪黑素？

褪黑素这个名字很有趣，从字面上看，它就像是一种美白产品。其实，褪黑素最早是从牛的松果体的提取物中被发现的，因能使青蛙的皮肤褪色而得名。实际上，这种激素并不能调节人体的黑色素水平，它的功能是调节人的生物钟。

褪黑素可以让人安稳地进入梦乡。不过，人体合成褪黑素所需的酶对光线非常敏感，只要人暴露在光下，松果体中合成褪黑素所需的酶便会"罢工"，因此白天人体的褪黑素水平很低。在夜晚的黑暗环境下，褪黑素的合成量约为白天的 6 倍，这样人们就可以顺利地进入睡眠。由于具有在夜晚大量合成的特点，褪黑素又有"黑暗激素"之称。由此看来，为了让自己的生物钟正常运行，你在晚上睡觉时最好关上灯。

褪黑素对情绪有什么影响？

褪黑素和人的睡眠周期有密切的关系。有些深受失眠之苦的人，尤其是老人，很可能存在体内的褪黑素合成不足的情况。一

般而言，在睡眠质量不佳时，人就会出现情绪低落的症状。研究结果表明，人体内缺乏褪黑素可能与抑郁、季节性情感障碍或双相情感障碍有关。总之，让褪黑素在白天与夜晚都保持正常的合成节奏对睡眠的调节和情绪的稳定而言都非常重要。

与褪黑素的合成有关的营养素

褪黑素的主要合成场所是脑部的松果体，它和 5- 羟色胺都来自同一种原料——色氨酸。色氨酸会先转化为 5- 羟色胺，5- 羟色胺再经过两种酶的催化变为褪黑素。因此，如果 5- 羟色胺的合成不顺利，褪黑素的合成也会受影响。

合成 5- 羟色胺不仅需要两种重要的营养素——色氨酸和维生素 B_6，还需要维生素 B_3、维生素 B_9 和维生素 B_{12} 的辅助。5- 羟色胺转化为褪黑素要经过两个步骤，第一个步骤需要的酶对光十分敏感，在有光线时就会"罢工"。第二个步骤需要的酶则需要镁的辅助才能具有活性。综上所述，褪黑素的合成必须有足够的色氨酸和维生素 B_6 等营养素，再搭配夜晚黑暗的环境。

前文提到，无法通过血脑屏障的物质不能直接对脑部产生影响。不过，产生褪黑素的松果体处于血脑屏障之外，因此褪黑素像其他激素一样，可以通过血液流向身体的各个部位并发挥作用。也就是说，人在失眠时通过服用适量褪黑素补剂来助眠是没有问题的。研究结果表明，在短期内服用褪黑素补剂不会对人体产生副作用。不过，你若想长期服用褪黑素，则需要咨询医生。当然，上策还是从饮食中摄取合成褪黑素所需的原料，因为这是最安全且有效的方式。

以下列举了一些与褪黑素的合成有关的营养素含量高的食物。

色氨酸含量高的食物

食物分类	食物来源
谷类	小麦胚芽、荞麦
蛋类	咸鸭蛋、卤蛋
奶类	—
肉类	火鸡肉、猪后腿肉、鸡胸肉、牛腱
鱼贝类	白带鱼、红甘鱼、秋刀鱼、金枪鱼、海鳗
豆类	黄豆、黑豆
水果类	—
蔬菜类	—
藻类	紫菜、发菜、干海带
菌类	—
坚果种子类	南瓜子、白芝麻、黑芝麻、葵花子、花生、腰果、莲子

镁含量高的食物

食物分类	食物来源
谷类	小麦胚芽、荞麦、薏仁、紫米、燕麦米、糙米
蛋类	—
奶类	—
肉类	—
鱼贝类	金钱鱼、虾皮、虾米、小鱼干
豆类	黑豆、黄豆、红豆、绿豆
水果	—
蔬菜	凹头苋、落葵薯、山芹
藻类	发菜、紫菜
菌类	—
坚果种子类	葵花子、南瓜子、西瓜子、白芝麻、黑芝麻

维生素 B$_3$ 含量高的食物

食物分类	食物来源
谷类	燕麦片、紫米、糙米、小米
蛋类	-
奶类	-
肉类	猪肝、鸡胸肉、猪瘦肉、羊肉
鱼贝类	金枪鱼、鲭鱼、乌鳢、青蟹
豆类	红豆
水果类	-
蔬菜类	-
藻类	发菜、紫菜
菌类	-
坚果种子类	葵花子、花生、南瓜子、黑芝麻、白芝麻、松子

维生素 B$_6$ 含量高的食物

食物分类	食物来源
谷类	燕麦片、小麦胚芽、糙米
蛋类	鹌鹑蛋
奶类	-
肉类	猪肝、土鸡肉
鱼贝类	金枪鱼、凤螺
豆类	黑豆、黄豆
水果类	香蕉
蔬菜类	-
藻类	发菜
菌类	-
坚果种子类	开心果、葵花子、栗子、腰果

维生素 B₉ 含量高的食物

食物分类	食物来源
谷类	小麦胚芽、野米
蛋类	鸡蛋
奶类	–
肉类	猪肝
鱼贝类	海螺
豆类	菜豆、绿豆、红豆、扁豆、黑豆、蚕豆
水果类	牛油果
蔬菜类	菠菜、芜菁、芥菜、黄豆芽、欧芹、芦笋、生菜
藻类	昆布
菌类	–
坚果种子类	南瓜子、黑芝麻、栗子、银杏果、莲子、核桃、亚麻籽

提高记忆力

致力抗氧化，选对脂肪酸

有的人在照镜子的时候发现自己的白头发越来越多，想戴上老花镜拔白头发，却忘记了老花镜放在哪里；有的人忘记了当日的理发预约，却还记得 20 年前某个美容院的老板娘欠自己 500 元钱的事，而且见人就说，一直重复。

其实，这些都是典型的脑部功能退化的症状，即只记得很久之前的事，却不记得当下发生的生活琐事。有些人的脑部功能退化得很早，大约在 40 岁就会出现以上症状，而有些人甚至在 70 ~ 80 岁依然能将所有的事情记得非常清楚。这除了与基因有关外，与人的饮食方式也有密切的关系。不良的饮食方式不仅会阻碍人体合成能提高记忆力的神经递质，如乙酰胆碱和一氧化氮，还会导致脑细胞加速老化。

导致记忆力衰退的饮食行为

为何有些人年纪尚轻，记忆力就开始衰退？其实，饮食中的许多细节都会影响记忆力。为了不让这种情况过早发生，你应该检查一下自己是否存在以下饮食行为。

不吃蔬菜和水果

对想预防记忆力衰退的人而言，多吃蔬菜和水果是饮食方面的重点，因为它们的抗氧化性相对较强。什么是抗氧化性？简单来说，抗氧化性就是一种"抗老化"的能力。人如果长期充满压力且营养素的摄取量不足，细胞里就很容易出现过多的自由基，即一种不稳定的、具有破坏能力的游离分子。自由基就如同一群横冲直撞的小火球，会对细胞造成连环破坏。受到自由基攻击的细胞会发生变异和衰亡，人体则会随之出现疾病。因此，抗氧化性也可以说是清除自由基的能力。

人体的脑细胞也会受到自由基的攻击，久而久之就会逐渐老化，从而导致人的记忆力有所衰退。如果你不吃蔬菜和水果，自身的抗氧化能力就会相对减弱，最终对脑部产生负面影响。

OK! 选择蔬菜和水果

很多人吃蔬菜和水果只是"走形式"，即每餐仅吃几口蔬菜和水果或仅喝市售的蔬果汁。其实，蔬菜和水果不仅要吃够，吃的种类也要多，这样人体的抗氧化能力才会更强。一般而言，成年人每日至少要吃5份蔬菜和水果。如果想让自己更加健康，成年男性要吃9份蔬菜和水果，成年女性则要吃7份蔬菜和水果。通常，1份生的蔬菜和水果的量为一个拳头大小，1份熟的蔬菜和水果的量为半个拳头大小。在蔬菜和水果的种类方面，你可以将颜色作为选择依据，每天最好能吃全红、绿、黄、白、紫共5种颜色的蔬菜和水果。研究结果表明，紫色的蔬菜和水果由于富含花青素，在预防脑部衰退的方面发挥的作用相对更大。紫色的蔬菜和水果包括蓝莓、桑葚、紫茄子和紫甘蓝等。

注意，大部分蔬菜和水果中的抗氧化剂都存在于皮和籽等容易被丢弃的部位，因此如果某种蔬菜和水果的皮或籽是可食用的，你最好能将其彻底洗净后完整吃掉。

偏爱油炸食品

油炸食品的酥脆口感确实令人难以抗拒，你若偶尔吃些也无妨，但若经常吃，则容易摄取一些变质的脂肪，而这些变质的脂肪会让身体变得很"燥"。中医里的"燥"在西医里就是慢性炎症。许多研究结果表明，人体老化与体内的慢性炎症有关，一旦体内出现慢性炎症，人体的老化就会加速。因此，为了留住青春，你应该避免经常吃油炸食品。

OK! 选择正确的油品

除了通过避免经常吃油炸食品来对抗慢性炎症和老化外，你还可以积极地摄取一些能抑制体内的慢性炎症的脂肪，如富含 ω–3 脂肪酸的脂肪，因为 ω–3 脂肪酸可以在人体内转化为能抑制慢性炎症的前列腺素，如前列腺素 E3。一般而言，ω–3 脂肪酸大多来自深海鱼肉。有些植物性油品，如芥花油和亚麻籽油，富含 α – 亚麻酸———种 ω–3 脂肪酸。α – 亚麻酸可以在人体内先代谢为 EPA 和 DHA，再进一步代谢为前列腺素。这些植物性油品都适合在日常烹饪时使用，例如芥花油可以用于炒菜，亚麻籽油可以用于拌沙拉、拌面或抹面包。你也可以在平时多吃一些核桃和亚麻籽来摄取能抑制慢性炎症的脂肪。

注意，你在烹饪时尽量不要使用含有 ω-6 脂肪酸的油品，如花生油、红花籽油、葵花子油和大豆油。这是因为，ω-6脂肪酸很容易在人体内代谢为能加重慢性炎症的前列腺素，如前列腺素 E2。若一定要使用这些油品，你可以将其搭配富含 ω-3 脂肪酸的油品一起使用。

选择正确的油品是对抗脑部功能退化的关键，千万不能等闲视之。

偏爱畜肉和禽肉

有些人"无肉不欢"，是标准的肉食主义者。然而，大部分畜肉，如牛肉、猪肉和羊肉，和禽肉，如鸭肉和鸡肉，其 ω-6 脂肪酸含量都远高于 ω-3脂肪酸。ω-6 脂肪酸会在人体内代谢为能加重慢性炎症的前列腺素，从而加重脑细胞乃至全身细胞的老化压力。

此外，有些红肉的胆固醇含量较高，而胆固醇容易导致血管硬化。若血管硬化发生在脑部，人将有患脑卒中的危险。

因此，补充蛋白质不一定要通过吃牛肉、猪肉和鸡肉，也可以通过吃鱼肉。此外，黄豆也含有较多能"活脑"的物质。

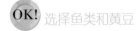

OK! 选择鱼类和黄豆

鱼类富含 ω−3 脂肪酸

摄取 ω−3 脂肪酸最好的方式是吃深海鱼肉，因为深海鱼肉中的 ω−3 脂肪酸是以 EPA 和 DHA 的形式存在的。EPA 很容易转化为抗炎症的物质，而 DHA 本身就是脑细胞膜的构成成分。一般而言，非素食者每日可用约 50 g 深海鱼肉来代替部分红肉。此外，某些贝类的 EPA 和 DHA 含量也很高。

黄豆富含卵磷脂和精氨酸

黄豆是保持脑部活力、提高记忆力不可或缺的食物。黄豆富含的卵磷脂不仅是构成脑细胞膜的重要成分，还有助于合成乙酰胆碱；黄豆富含的精氨酸则是合成一氧化氮的原料。乙酰胆碱和一氧化氮都是能使人提高记忆力的神经递质。因此，将黄豆加入日常饮食中对保持脑部活力有很大的帮助。此外，某些黄豆制品，如豆浆和豆腐，虽然卵磷脂和精氨酸的含量低于黄豆，但仍有"活脑"的功效。

部分鱼贝类的 EPA 含量占比

食物名称	EPA 含量占比
牡蛎	22.6%
生蚝	18.7%
魟鱼	16.3%
吴郭鱼	9.5%

鲭鱼	7.2%
金枪鱼	6.3%
秋刀鱼	6.3%

部分鱼贝类的 DHA 含量占比

食物名称	DHA 含量占比
大目金枪鱼	37.3%
乌贼	34.4%
绿鳍马面鲀	33.1%
鱿鱼	31.9%
魩仔鱼	28.2%
吴郭鱼	25.1%

Tips 可以适量补充卵磷脂

记忆力衰退的人若饮食不均衡，可以适量补充卵磷脂。卵磷脂不仅可以使脑细胞膜的构造更加完整，还有助于合成能提高记忆力的乙酰胆碱。轻度脂肪肝患者适量补充卵磷脂可以改善病症。目前，市售的卵磷脂多呈粉末状，你可以将其拌入米饭、牛奶或撒在沙拉上。

Tips 远离烟酒

如果想让脑部保持活力，你就必须远离烟酒。研究结果表明，每日抽烟、喝酒且吃肉的人患阿尔兹海默病的时间会比其他人提前 4 ～ 5 年。

提高记忆力的
食谱范例

　　你若想使脑部保持年轻，最重
要的是常吃蔬菜和水果。各种以蔬
菜和水果为主的沙拉，再加上一些
"活脑"的食材，这就是以下食谱
范例的重点内容。

蓝莓核桃三文鱼蔬果沙拉

食材

生菜叶	适量	奶酪块	适量
蓝莓	适量	水果醋	适量
烟熏三文鱼	适量	亚麻籽油	适量
核桃仁	适量		

做法

1. 生菜叶、蓝莓洗净。
2. 将蓝莓、烟熏三文鱼、核桃仁和奶酪块放在生菜叶上,再淋上水果醋和亚麻籽油即可。

· 营养分析 ·

◇ 烟熏三文鱼、核桃仁和亚麻籽油是 ω-3 脂肪酸的优质食物来源,而 ω-3 脂肪酸可以在人体内转化为能抑制慢性炎症的前列腺素,从而抑制体内的慢性炎症。

◇ 核桃仁和亚麻籽油富含的卵磷脂不仅是构成脑细胞膜的重要成分,还有助于乙酰胆碱的合成。

◇ 蓝莓富含花青素,是帮助脑部对抗自由基的最佳食材。

◇ 奶酪块能为人体提供钙,而钙有助于神经递质的释放与传递。

和风牛蒡金枪鱼黄豆沙拉

食材

牛蒡······················ 适量　　　金枪鱼（罐头）············ 适量

花椰菜···················· 适量　　　和风沙拉汁················ 适量

黄豆······················ 适量　　　白芝麻·················· 适量

洋葱······················ 适量

做法

1. 牛蒡切丝，花椰菜掰成小块，二者一同洗净、烫熟，备用。

2. 提前一晚浸泡黄豆，泡软后将其放入电饭锅蒸熟，备用。

3. 洋葱切细丝，泡入冷水至刺激性气味消失。

4. 将准备好的所有食材与金枪鱼放入盘中，再淋上和风沙拉汁，撒上白芝麻即可。

· · · · · · · · · · **营养分析** · · · · · · · · · ·

◇ 牛蒡和黄豆都是富含精氨酸的食材，而精氨酸有助于一氧化氮的合成，能提高人的学习能力和记忆力。

◇ 金枪鱼中的 EPA 和 DHA 具有"护脑"的功效。

◇ 花椰菜、黄豆和白芝麻中的卵磷脂不仅是构成脑细胞膜的重要成分，还能代谢为有助于提高记忆力的乙酰胆碱。

· · · · · · **忙碌一族的聪明急救法** · · · · · ·

　　一些水煮花生搭配一杯豆浆。

　　花生富含的卵磷脂可以代谢为乙酰胆碱，而且花生含有合成一氧化氮所需的所有营养素，包括精氨酸、维生素 B_3、镁和钙等，是有助于提高记忆力的"完美食物"。花生的钾含量很高，而钾有助于降低血压，因此花生对高血压患者而言是上佳的食物。水煮花生所含的能量相对低于油炸花生，因此相较于吃油炸花生，吃水煮花生能减少能量的摄取。豆浆是"补脑"和"活脑"的最佳饮品，因此水煮花生配豆浆是一个能提升脑力的上佳组合。

小知识："电子邮件"般的一氧化氮

一氧化氮水平对人体的影响

水平适中：让人嗅觉灵敏、记忆力提高

水平过低：让人学习能力和记忆力下降

水平过高：让人休克

什么是一氧化氮？

提到一氧化氮，你可能首先想到的是它是污染空气的成分，是造成酸雨的元凶，是一个恶名昭彰的家伙。不过，自从诺贝尔医学奖得主弗里德·穆拉德发现一氧化氮可以活化人体内的鸟苷酸环化酶以后，它便"咸鱼翻身"了。

这是因为，鸟苷酸环化酶被活化以后，会合成能放松血管的环磷酸鸟苷。血管放松不仅有助于降低血压，还有助于提高男性的性功能。

此外，一氧化氮不仅与免疫系统、糖尿病和癌症有关，还与情绪的调控有关。

一氧化氮对情绪有什么影响？

大多数学者认为，一氧化氮与人的学习能力和记忆力有关，与情绪的好坏没有直接关系。因此，人体内一氧化氮的合成出现问题只会影响人的学习能力和记忆力。

一氧化氮的结构非常简单，这与其他神经递质十分不同，因此将它归类为神经递质似乎有点奇怪。不过，一氧化氮确实能在神经元之间传递信息，而且还能将脑部的信息传递给周边组织。例如，当脑部发觉手臂需要更多血液时，一氧化氮就会"通知"手臂的血管放松，而且它的速度极快。

如果说其他神经递质是以"传统邮件"的速度传递信息，那么一氧化氮就是"电子邮件"了。总体来说，一氧化氮在人体内扮演着十分重要的角色。

与一氧化氮的合成有关的营养素

大多数神经递质在人体内会有一定的储备量，可以在需要时被释放出来进行工作，而一氧化氮则是在需要时才被制造出来，然后立刻开始工作。因此，你必须在体内储备好合成一氧化氮所需的原料。

一氧化氮以一种名为精氨酸的氨基酸为原料，精氨酸会在一氧化氮合酶的催化下转化为一氧化氮，这个过程还需要维生素 B_2、维生素 B_3、钙和铁等营养素的辅助。因此，你平常要多吃富含以上营养素的食物，从而让身体具备随时合成一氧化氮的能力。

以下列举了一些与一氧化氮的合成有关的营养素含量高的食物，并介绍了人体对部分食物中的铁的实际利用量。

精氨酸含量高的食物

食物分类	食物来源
谷类	小麦胚芽、荞麦、燕麦片、紫米、糙米、薏仁
蛋类	鸡蛋
奶类	–
肉类	牛肚、猪蹄、鸡肉、牛腱、羊肉、鸭肉、牛腩
鱼贝类	干贝、虾米、小鱼干、明虾、鲭鱼、乌鲳、白带鱼、青蟹
豆类	黑豆、黄豆、绿豆、红豆、豆腐干
水果类	–
蔬菜类	紫菜、发菜
藻类	–
菌类	–
坚果种子类	南瓜子、花生、葵花子、白芝麻、黑芝麻、核桃、腰果、莲子

钙含量高的食物

食物分类	食物来源
谷类	–
蛋类	–
奶类	牛奶、酸奶
肉类	–
鱼贝类	小鱼干、虾米、生蚝、文蛤、虾仁
豆类	豆腐干、冻豆腐、黄豆、黑豆、绿豆、红豆
水果类	–
蔬菜类	食茱萸、香椿芽、凹头苋、芥蓝、山芹、红苋菜、罗勒、绿豆芽、红凤菜
藻类	落葵薯、小白菜、香菜
菌类	紫菜、发菜
坚果种子类	黑芝麻、杏仁果、莲子、开心果、花生

维生素 B$_3$ 含量高的食物

食物分类	食物来源
谷类	燕麦片、紫米、糙米、小米
蛋类	–
奶类	–
肉类	猪肝、鸡胸肉、猪瘦肉、羊肉
鱼贝类	金枪鱼、鲭鱼、乌鳢、青蟹
豆类	红豆
水果类	–
蔬菜类	–
藻类	发菜、紫菜
菌类	–
坚果种子类	葵花子、花生、南瓜子、黑芝麻、白芝麻、松子

人体对部分食物中的铁的实际利用量（食物的铁含量×铁的平均吸收率）

单位: mg/100 g

食物种类	>1.5	1.5 ~ 1.0	1.0 ~ 0.5	0.5 ~ 0.3
肉类	鸭血、猪血	牛肉干、猪心	鸭肉、猪肝、鸡心、牛腱、牛腿肉、猪肝、牛腩	猪肉干、牛小排、猪小肠、猪血、热狗、猪大肠、猪肾
鱼贝类	沙蛤、文蛤、杂色鲍、小鱼干、牡蛎、虾皮、章鱼	旗鱼松	虾仁、三文鱼松、凤螺、青蟹、海蜇皮	乌鳢、干贝、鱿鱼丝
蔬菜类	食茱萸	霉干菜	红苋菜、薄荷、山芹	凹头苋、苋菜、红凤菜
豆类	–	利马豆	红豆、素肉松	黄豆、豆腐干、豆腐皮、素鸡
坚果种子类	黑芝麻	–	南瓜子、莲子、葵花子、白芝麻、花生粉	杏仁、腰果

注: 1. 成人男性及停经的女性每天需要摄取 1 mg 铁。

　　2. 处于生育年龄的女性每天需要摄取 1.5 mg 铁。

小知识："使人提高记忆力"的乙酰胆碱

乙酰胆碱水平对人体的影响

水平适中：让人思维清晰、记忆力提高、有冲劲、更加警觉

水平过低：让人记忆力下降、思维迟钝、情绪不稳定

水平过高：让人冲动

什么是乙酰胆碱？

乙酰胆碱是人类发现的第一个神经递质。当人看到一只蚊子想去拍它时，脑部会先把这个信息传递到手部，再让手举起来去拍蚊子，这个看似简单的动作需要数亿个细胞互相协助才能完成。乙酰胆碱作为"信差"，负责在细胞之间传递信息，这个过程在神经学上被称为"去极化"。由此可见，在信息传递的方面，乙酰胆碱对脑部乃至全身的细胞都非常重要。

乙酰胆碱对情绪有什么影响？

如果乙酰胆碱"罢工"，人的思维和反应都会变得迟钝，记忆力也会下降。例如，阿尔兹海默症的病因就是患者的乙酰胆碱水平过低，致使人体无法再正常地进行体内的信息传递工作，因此该病的治疗思路就是提高患者的乙酰胆碱水平，具体的治疗方式则为抑制分解乙酰胆碱的酶的活性，从而减慢乙酰胆碱被分解的速度。

乙酰胆碱还会让心跳减慢，呼吸减缓，情绪变得稳定，也就

是能让整个人进入比较轻松的状态。研究结果表明，体内缺乏乙酰胆碱会使人无法放松，这也是导致抑郁的原因之一。

与乙酰胆碱的合成有关的营养素

人体的乙酰胆碱水平与饮食关系密切。乙酰胆碱的在人体内的"工作过程"如下：乙酰胆碱储存于神经细胞中，一旦接到指令，就会立刻被释放至神经细胞外，去"敲"下一个神经细胞的"门"并传递信息；在任务完成后，乙酰胆碱会直接在"门"外被分解掉，以免它不停地"敲门"而导致神经错乱。

合成乙酰胆碱所需的原料是乙酰辅酶 A 和胆碱。实际上，人体内通常储存着充足的乙酰辅酶 A，因此你只需要从饮食中摄取足量的胆碱即可。一般而言，含有卵磷脂的食物也含有大量胆碱。

下面列举了一些胆碱含量高的食物。

胆碱含量高的食物

食物分类	食物来源
谷类	燕麦米、大麦、玉米
蛋类	鸡蛋
奶类	牛奶
肉类	动物肝脏
鱼贝类	-
豆类	黄豆、小扁豆
水果	樱桃番茄、香蕉、橘子
蔬菜	花椰菜
藻类	-
菌类	-
坚果种子类	花生、芝麻、亚麻籽

释放慢性压力

选择健康零食，减少"压力激素"

　　生活中的压力可分为两种。一种是会令人在一瞬间极度紧张的压力，如当人在开车时，一只狗突然横穿马路，人就会赶紧刹车，此时人会心跳加速、全身紧绷，不过这种压力来得快去得也快；另一种则是"慢性压力"，这种压力会让人每时每刻都处于紧张之中，如人总是有工作未完成，而且每天都有做不完的家务，这些事情都不可能在短时间内突然消失，由此产生的压力也不会突然消失。面对慢性压力，有些人可以应对自如，有些人则难以应对。通常，慢性压力不容易被察觉，人可能只是觉得烦躁，不过长此以往，人体的皮质醇水平就会高于正常人。这时，人会出现一些生理上的异常症状，如暴饮暴食、失眠和脱发，久而久之还会出现高血压和免疫系统失调等。

　　因此，你一定要学会放松，如进行规律运动，去野外踏青或强迫自己准时上床睡觉。此外，你也要尝试改善自己的饮食方式，因为这是对抗慢性压力的关键。

导致慢性压力的饮食行为

　　慢性压力的产生通常与不良的饮食方式有关，二者互为因果，会形成一种恶性循环。最初，人只是因为忙碌而忽略了饮食，从而导致身体应对慢性压力的能力减弱。此时，人体的皮质醇水平提高，这不仅会促使人去吃垃圾食品，如炸薯条、巧克力和蛋糕，还会促使人不节制地喝咖啡，以致身体的健康状况变得更差，无法对皮质醇进行正常的代谢。你需要检查一下自己的日常饮食是否会导致"压力激素"皮质醇不断释放，有则改之，无则加勉。

不节制地喝咖啡

对大多数现代人而言，咖啡已经是日常生活中不可缺少的饮品。由于咖啡在便利商店中随手可得，因此许多人经常会在压力大时喝一杯，在精神不济时喝一杯，甚至在无聊时也喝一杯，这就导致他们养成了一天喝多杯咖啡的饮食习惯。大多数人只知道喝咖啡会使人精神振奋，却不知道这也会使人体的皮质醇水平提高。研究结果表明，200 mg 的咖啡因（大约为一杯普通咖啡的咖啡因含量）就能让人体的皮质醇水平提高约 30% 并在持续 18 小时后才开始缓慢下降。人体的皮质醇水平持续过高有损健康，如会导致胰岛素的分泌增加，从而使人因食欲大增而体重上升；会导致 5- 羟色胺水平降低，从而使人出现抑郁、渴望精制甜食的症状；会导致脱氢表雄酮的分泌减少，从而使雄激素和雌激素的合成受限，最终加速人体老化。切记，咖啡因虽然对人体有一定的益处，但它确实是造成皮质醇水平提高的主因之一，因此你在喝咖啡时要有所节制。

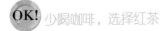

OK! 少喝咖啡，选择红茶

你如果真的想喝咖啡，可以只在早上 7 ~ 9 点喝一杯，切勿过量。研究结果表明，皮质醇的分泌在人早晨起床时最为旺盛，这时人体对咖啡的刺激相对不太敏感；在9点之后，皮质醇的分泌就会快速减少，此时再喝咖啡对人体的影响会相对更大。因此，我建议你在早晨后就不要再喝咖啡，以免导致体内的皮质醇水平提高。少喝咖啡能减少慢性压力，不过人在刚开始戒咖啡时确实会有些痛苦，因此最好逐渐减少喝咖啡的次数和饮用量。

其实，你可以用红茶来代替咖啡。有研究者做过这样一个实验，受试者被分为两组，一组受试者喝红茶，另一组受试者喝颜色、味道与红茶相同的安慰剂（不含红茶成分），实验结果表明喝红茶的受试者的皮质醇水平平均低于喝安慰剂的受试者，而且喝红茶的受试者在面对琐事时更加从容，应变能力也有所增强。因此，当觉得压力大时，你不妨改喝红茶。

偏爱精制甜食

在压力大时，人会有一种想吃精制甜食的冲动，这是因为压力会导致皮质醇的分泌增加，而皮质醇会抑制"快乐激素"5-羟色胺的分泌。当5-羟色胺水平降低时，人就会想吃精制甜食，而在吃了大量的精制甜食后，人体的血糖水平会快速提高，此时人的心情会暂时变好。不过，过高的血糖水平会刺激胰岛素在短时间内大量分泌，从而促使多余的血糖进入细胞，最终血糖水平会恢复正常。重要的是，人体的皮质醇水平过高会削弱胰岛素的功能，从而导致血糖水平难以降低，久而久之，血糖水平将难以稳定。

不过，你也不能采取极端的做法，以致不吃任何含有碳水化合物的食物。这样会使血糖水平过低，从而导致皮质醇的分泌增加，因为皮质醇就是能让身体"变出"血糖的激素。皮质醇水平提高，5- 羟色胺水平便会降低。因此，依靠不摄取碳水化合物来减重的人会越来越抑郁，越来越渴望吃精制甜食。

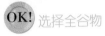

OK! 选择全谷物

　　你如果想让皮质醇水平降低，并在不吃精制甜食的同时保证碳水化合物的摄取量，那么最好的办法就是吃富含碳水化合物的全谷物，例如将白米饭改为糙米饭，将白面包改为全麦面包等。此外，你需要在每一餐多吃蔬菜从降低各餐的血糖指数。切记，血糖水平稳定是情绪稳定的基础，而血糖水平又与饮食息息相关，因此饮食和情绪的关系确实非常密切。

不节制地吃晚餐

很多人没时间吃早餐，也没精力准备精致的午餐，因此会在晚餐吃得格外丰盛，吃夜宵更是没有节制，而且吃的多半是血糖指数和脂肪含量都很高的垃圾食品。这种饮食习惯通常会导致人的睡眠质量下降甚至失眠，而睡眠质量不佳又会使皮质醇水平提高，从而形成恶性循环。

你在晚餐时既不要吃得太饱，也不要选择过于油腻的食物，而要选择一些全谷物和蔬菜以降低晚餐的血糖指数，从而让自己的血糖水平保持稳定。晚餐中的肉类应该以瘦肉和鱼肉为主。此外，你应该在晚餐时吃一些富含镁的食物，如南瓜子、葵花子、芝麻、黄豆和黑豆，因为镁不仅可以让神经放松，从而提高人的睡眠质量，还可以减少皮质醇的分泌。在晚餐后，你可以吃一些富含维生素 C 的水果，如番石榴和猕猴桃，因为维生素 C 也能减少皮质醇的分泌。吃一顿营养均衡的晚餐更容易让人拥有良好的睡眠质量，而人一旦睡得好，慢性压力自然会慢慢地释放出来。

不吃蔬菜和水果

有慢性压力的人更需要吃大量蔬菜和水果，因为皮质醇水平过高也会导致人体出现慢性炎症，从而使体内的自由基增多。自由基就像一群不受控制的小火球，它们在体内横冲直撞，被撞到的细胞就会"受伤"。自由基非常活跃，不会主动停止攻击，只能用抗氧化剂将它们"制伏"，而蔬菜和水果通常富含抗氧化剂，如维生素 C、维生素 E、β－胡萝卜素、花青素、叶黄素和番茄红素，这些"士兵"都可以保护细胞。因此，不吃蔬菜和水果的人会有很强的"内热"，而"内热"具体可表现为痤疮和口臭等症状，这实际上就是细胞发炎了。若置之不理，人很可能患上多种慢性疾病，如心血管疾病、代谢综合征和关节炎。

OK! 多吃蔬菜和水果

现代人的生活节奏很快，你如果再养成不良的饮食习惯，会造成身体中到处都有"小火"在"慢烧"。若想随时浇灭体内的"小火"，你必须在每一餐都多吃蔬菜和水果。以下是一个多吃蔬菜和水果的小技巧：在用餐时，你可以先用桌上的各类蔬菜和水果填满餐盘，将它们吃完后再去吃其他食物，这样就可以确保自己吃够蔬菜和水果。此外，你可以将番石榴、番茄和水果干作为零食，因为它们不仅有嚼劲，所含的抗氧化剂还是最有用的"灭火器"。

Tips 适量补充维生素 C

有研究者曾对 120 名经历过火灾的幸存者做过实验，一半的幸存者被给予 1 g 维生素 C，另一半的幸存者则被给予 1 g 安慰剂。实验结果表明，被给予维生素 C 的幸存者的皮质醇水平明显低于另一半的幸存者，血压也相对更低，而且自我感觉压力更小。许多动物实验结果也显示，维生素 C 可以减少皮质醇的分泌。

一般而言，维生素 C 的每日推荐摄取量为 100 mg，不过此摄取量很可能不足以使人应对现代生活的慢性压力。因此，当压力很大或感到心烦时，你可以试着摄取更多的维生素 C，如每日摄取 1 g 以上。注意，你需要在补充维生素 C 的同时多喝水，因为维生素 C 会在人体内代谢为草酸盐，而草酸盐容易形成结石，多喝水可以降低体内形成结石的风险。

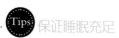 保证睡眠充足

　　若想保证睡眠充足，最重要的一点就是不要熬夜。睡眠不足会给人体造成很多负面影响，如使瘦素（一种作用于下丘脑的激素，能抑制食欲、加快代谢）的分泌减少，导致体重升高；使褪黑素的分泌减少，导致免疫力下降；使皮质醇的分泌增加，导致慢性炎症、血糖水平不稳定、脂肪堆积和胶原蛋白流失等问题相继出现。睡眠不足引发的激素变化是你无法想象的，它会悄悄地侵蚀你的健康。"睡眠债"并不容易还，因此你在该睡觉的时候就要去睡觉。以下是一些助睡的方法。

◇ 固定就寝时间。

◇ 在睡觉时关灯。

◇ 避免在晚上喝含有咖啡因和酒精的饮料。

◇ 日常进行规律的运动。

◇ 晚餐不可吃得过饱。

◇ 午睡时间不可过长。

◇ 调整饮食（请参考《告别"数羊"的日子》中的内容）。

释放慢性压力的食谱范例

处于慢性压力下的人多半总是想进食，因此准备一些健康的零食是很重要的。这些健康的零食最好富有嚼劲，并且含有能减少皮质醇分泌的营养素，如维生素 C 和镁。

猕猴桃玉米番茄蔬菜卷

食材

猕猴桃	适量	橄榄油	少许
番茄	适量	盐	少许
洋葱	适量	黑胡椒	适量
香菜	适量	生菜叶	适量
玉米粒	适量	葵花子	适量
柠檬汁	适量		

做法

1. 猕猴桃、番茄切丁，备用。

2. 洋葱、香菜洗净后切丝。

3. 先在碗中将以上食材与玉米粒拌匀，滴入柠檬汁和橄榄油，再撒上盐和黑胡椒提味，即制成蔬果莎莎酱。

4. 将蔬果莎莎酱铺在生菜叶的表面，撒上葵花子即可。

· 营养分析 ·

◇ 这道蔬菜卷易于制作，适合作为餐前零食。制作好的蔬果莎莎酱可以单独放入冰箱，作为日常零食。

◇ 这道蔬菜卷富含膳食纤维，因而血糖指数较低，其中的番茄和洋葱都有助于稳定血糖水平。若血糖水平稳定，情绪则不容易出现较大的波动。

◇ 猕猴桃中的维生素 C 和葵花子中的镁都能使皮质醇的分泌减少，从而减轻慢性压力对身体健康带来的负面影响。

蔬菜棒佐坚果酱

食材

绿芦笋·························· 适量
西芹···························· 适量
胡萝卜························· 适量
黄瓜···························· 适量
杏仁···························· 适量
葵花子························· 适量

南瓜子························· 适量
黑芝麻························· 适量
橄榄油························· 少许
盐······························ 适量
果寡糖························· 适量

做法

1. 绿芦笋、西芹、胡萝卜和黄瓜洗净后切为条状，即制成蔬菜棒，备用。
2. 杏仁、葵花子、南瓜子和黑芝麻用烤箱以约 165 ℃的温度烤出香味，取出后放凉。
3. 将烤好的坚果、种子与橄榄油拌匀，用食物料理机打成糊状，即制成坚果酱。
4. 在坚果酱中加入盐和果寡糖拌匀。
5. 用蔬菜棒蘸食坚果酱即可。

····· 营养分析 ·····

◇ 蔬菜棒非常适合当作零食，因为它不仅富有嚼劲，可使人释放慢性压力，而且所含的能量较低，不会让人有吃后发胖的担忧。

◇ 蔬菜棒富含的维生素能辅助脑部合成多种神经递质，从而让心情放松。

◇ 坚果酱富含矿物质，其中的镁不仅可以减少皮质醇的分泌，还能与钙共同放松肌肉组织，并助人入睡，非常有助于释放慢性压力。

····· 忙碌一族的聪明急救法 ·····

　　一颗番石榴或猕猴桃搭配一些葵花子或南瓜子。

　　番石榴是能使人释放慢性压力的上佳零食，它不仅有嚼劲，维生素 C 含量也在水果中位居前列。猕猴桃的功效与番石榴相似，只是价格相对较高。注意，维生素 C 是减少"压力激素"皮质醇的分泌不可或缺的营养素，你一定要及时补充。葵花子和南瓜子都富含镁，也都有助于降低人体的皮质醇水平。坚果的每日食用量最好少于30 g，否则会导致摄取的能量过多。目前便利商店出售的小包装坚果大多每包约为30 g，正好可以每日吃一包。

小知识："压力激素"皮质醇

皮质醇水平对人体的影响

水平适中：让人能正常地应对压力

水平过低：让人疲劳、缺乏动力

水平过高：让人焦虑、紧张、易怒

什么是皮质醇？

皮质醇虽然不是由脑部分泌的神经递质，但是对脑部具有重要影响。与肾上腺素相似，皮质醇也是由肾上腺分泌的一种应对压力的激素，因此二者都被称为"压力激素"。不过，二者负责应对的是不同类型的压力。例如，突如其来的地震会让人在一瞬间极度紧张，此时身体会分泌肾上腺素来应对这种压力；而每天都需要完成的大量工作和家务会让人产生持续不断的慢性压力，此时身体则会分泌皮质醇来应对这种压力。

人体因慢性压力而不停地分泌皮质醇会对自身产生许多负面影响，例如免疫系统的功能会受到抑制，胶原蛋白会受到破坏，血糖水平也容易出现波动。因此，如果长期处于慢性压力下，人很容易因免疫力下降而生病，因胶原蛋白流失而脸颊凹陷，因胰岛素的分泌增多而造成脂肪堆积。有些人在压力过大时还会出现脱发的症状。

因此，你必须学习如何适当地释放慢性压力。营养均衡的饮食可以让使心情放松的神经递质顺利地合成、分泌，从而使人的生理和心理都得到正向的调节。

注意，皮质醇并非对人体毫无益处。它不仅对人体内的碳水化合物、脂肪和蛋白质的代谢非常重要，还有助于维持血糖水平的稳定。因此，只有当皮质醇分泌过多时，它才会对人体有负面影响。

皮质醇对情绪有什么影响？

虽然皮质醇不是在脑部合成、分泌的神经递质，但它长期分泌异常仍会对脑部产生伤害，因为皮质醇能抑制新的脑细胞的生长，从而降低人的学习能力和记忆力。人如果一直无法放松，从而导致体内的皮质醇水平过高，那么就容易焦躁不安、乱发脾气。由此可见，让身体中的激素正常分泌是多么重要，这甚至会影响一个人的性情。

因此，你一定要懂得释放慢性压力，防止皮质醇大量分泌，否则免疫力下降、老化速度加快、易怒等不良症状都会相继出现。

与皮质醇的合成有关的营养素

皮质醇是一种类固醇激素，胆固醇是它的原料，而人体自身可以合成胆固醇，因此人通常不需要担心缺乏皮质醇的问题，除非他的垂体或肾上腺发生病变。与此相反，你更应该担心的是慢性压力所导致的皮质醇分泌过多，因为这会严重影响人的身体健康与情绪稳定。

摆脱情绪性暴食

选择能量密度低的食物，少食多餐，细嚼慢咽

在忙碌了一天之后，有些人犒劳自己的方式就是一边看电视，一边无节制地吃零食。在无人陪伴的时候，他们觉得食物是最佳伙伴，因为食物可以安抚自己孤独的心灵。

情绪性暴食与人体内的某些激素和神经递质的水平不平衡有关。例如，人如果长期处于慢性压力下，皮质醇水平就会提高，胰岛素水平也将随之提高，而 5- 羟色胺水平则会降低。此时，人会出现异常的饮食行为，其一就是无法控制暴食的冲动。

此外，研究结果表明，当体内的多巴胺水平过低时，人也可能出现暴食的行为，而且更倾向于吃垃圾食品来释放压力与发泄不满。然而，垃圾食品会使脑部的某些多巴胺受体减少。也就是说，人吃的垃圾食品越多，脑部越不容易感受到食物带来的愉悦，那么人就只能通过吃更多的垃圾食品以试图满足心理需求，从而形成恶性循环。

用暴食的行为来满足自己暴食的欲望，其后果就是体重不断地增加。然而，人一旦意识到自己在逐渐变胖，就会感到焦虑、忧郁甚至自卑，于是又会选择用食物来安抚自己，这就是另一种被称为"肥胖循环"的恶性循环。

导致情绪性暴食的饮食行为

若想摆脱情绪性暴食，你要从根源上做出改变，即一方面在日常生活中学着减轻自己的慢性压力，另一方面通过调整饮食来提高 5- 羟色胺水平并降低皮质醇水平。关于如何通过调整饮食来提高 5- 羟色胺水平并降低皮质醇水平，前文已经进行了详细的介绍，此处不再赘述。

下面，我会教你一些有助于摆脱情绪性暴食的饮食技巧。在此之前，你需要先来检查一下自己有以下哪些不当的饮食行为。

不吃早餐

很多人会由于起床晚、没食欲或想减重而不吃早餐，其实这是最不明智的选择。早晨原本应该是补充能量的时间，因为经过一夜的睡眠，人体内储存的能量已基本被耗尽。若人此时刻意不吃早餐，身体就会以为饥荒来临，自己可能将要面临断粮危机，因此会命令所有细胞进入"战备状态"。在此期间，脂肪细胞一旦发现食物就会立刻将其囤积起来，这就是"饥荒理论"。也就是说，如果人不吃早餐，那么午餐或下午茶所含的能量会更容易转化为脂肪。

 OK! 吃对早餐

无论因为什么，你都不能拒绝为自己准备一份营养均衡的早餐。这份早餐一定要有全谷物为身体提供能量，有鱼肉豆蛋类的食物为身体提供合成神经递质所需的蛋白质，有奶类为身体提供能稳定情绪、舒缓压力的钙，有蔬菜和水果为身体提供能辅助合成神经递质的多种维生素。此外，你可以在早餐中加入一些坚果，因为坚果富含的矿物质也是合成能让心情放松的神经递质的"好帮手"。你只有在早晨就让自己精力充沛，才能从容应对一天中的压力。你如果想对自己好一点儿，那就从为自己准备一份营养均衡的早餐开始吧。

经常节食或禁食

你即便发现自己现在"不瘦"，也请不要刻意节食，更不要直接禁食。许多人会采取节食或禁食等极端的方式来减重，以为这样会使自己变瘦，实际却事与愿违，即人不仅没有变瘦，反而越来越胖，也就是体脂率越来越高。这是因为，当人在饥饿时，人体的血糖水平会有所降低，这会促使身体去分解肌肉以将其中的氨基酸转化为血糖，从而维持血糖的正常水平和脑部功能的正常运行。如此一来，人体内的肌肉将越来越少，即进行代谢的组织越来越少。若将肌肉比作"燃烧脂肪的工厂"，那么当人使用不当的方式减重时，这些"工厂"就会一间间地"倒闭"。此时，你即便只是多吃了一点儿食物，所剩无几的"工厂"也会难以负荷，最终那些无法被燃烧的脂肪就只能转而堆积到"仓库"——脂肪细胞里。

此外，你也不要忘记前文提到的"饥荒理论"，即不要让身体处于面对饥荒的恐惧中，否则身体会本能地提高堆积脂肪的能力，以致人的体脂率不断提高。如果你不停地节食或禁食，就等于一直在给身体释放自己处于饥荒中的信号，那么体内堆积的脂肪就会越来越多。

　　总之，如果身体长期处于饥饿的状态中，它就会报复性地想吃更多食物，那么你之前所做出的努力很快就会因暴食而功亏一篑。

OK! 少食多餐

　　你若想成功地控制体重，打破"肥胖循环"，就要少食多餐，让身体不再处于面对饥荒的恐惧中。你不妨试着在一日三餐的总量不变的前提下，将三餐分为五餐或六餐，从而让身体觉得食物来源非常充足，不需要再"储粮"，即不需要再囤积脂肪。因此，当感到饥饿时，你可以去吃一些健康的食物。以我自己为例，我每天在早晨 6 点吃早餐，大约在上午 10 点会感到饥饿，此时就吃一些坚果、无糖全谷物麦片和水果，再喝一杯低脂牛奶；当下午感到饥饿时，我会去吃一些下午茶，例如喝一碗中午熬好的汤，或享用半块蛋糕，直至不再饥饿。注意，你一定不要把少食多餐变成"多食多餐"，否则还是不会变瘦。少食多餐的原则就是主餐只吃 7 ~ 8 分饱，剩下的则留给零食。

　　"让身体保持代谢状态"的意思不是人必须不停地吃，而是要让身体一直"有事做"，如消化、吸收和代谢食物。不过，在工作一整天后，身体会非常疲惫，因此晚餐时间越晚，你越要吃得少且清淡，从而让身体获得充分的休息。

　　研究结果表明，在食物总量相同的前提下，将一日三餐变为五餐或六餐不仅能使人的食欲得到更大的满足，还能延缓饥饿感的来临，从而使每日的总能量摄取量相对减少。因此，若想摆脱情绪性暴食，你可以用少食多餐来代替"多食少餐"。试试看，在饥饿的时候不要再刻意忍耐，去吃一些健康的食物吧。

对能量的摄取存在错误的认知

有些人自以为很会控制能量的摄取，实际上他们只是根据食物所含能量的高低来选择，至于其他，一概不管。不过，人体并不是机器，无法做到摄取多少能量就吸收多少能量。人体是复杂的，即便是能量相同的食物，它们被吃进身体后所发生的"故事"也大不相同。常有人说："为了吃一小块蛋糕，我就不吃那碗糙米饭了，反正它们所含的能量相同！"实际上，这种认知是错误的。蛋糕含大量的单糖，而单糖可以被人体快速吸收。在吃完蛋糕后，人体为了应付突如其来的"葡萄糖大军"，只好赶紧派出胰岛素前来"压阵"，以促使血糖水平回归正常。不过，突然被大量分泌出来的胰岛素除了能让血糖水平降低外，还会加快脂肪的堆积。与此相对，虽然一碗糙米饭所含的能量与一小块蛋糕相同，但是它含有的糖类与单糖的结构大有不同，这种糖类只能被人体缓慢地消化、吸收，因此胰岛素的分泌速度和脂肪的堆积速度自然会更慢。

 OK! 选择能量密度低的食物

当出现情绪性暴食的冲动时，你可以吃适量的食物，但是对食物的选择非常重要。你应该选择能量低、血糖指数低且能使人产生饱腹感的可口食物。

在饥饿时，体积大和能量高的食物哪个更容易让人产生饱腹感呢？研究结果表明，人只要吃一份体积大的食物就能大大减弱食欲，而这种情况与这份食物所含的能量高低并没有关系。因此，你若想摆脱情绪性暴食，可以选择吃体积大、能量低的食物，也就是所谓的能量密度低的食物。

很多人认为能量密度低的食物一定都很难吃，其实不然。例如，一碗好喝的汤品不仅可以满足味蕾，它的热度还能温暖人心。而且，因为汤品所含的能量会被水分稀释，所以你多喝几碗也无须担心摄取的能量过多。一般而言，以蔬菜为原料的汤品都是能量密度低的食物。不过，过于浓稠的汤品，如海鲜杂烩浓汤，或过于油腻的汤品，如佛跳墙，就并不适合用来缓解情绪性暴食的冲动。

用餐的速度过快

其实，用餐的速度也与情绪、体重有关。通常而言，身材比较胖的人的用餐速度会相对更快。狼吞虎咽是一种致胖的饮食行为，因为此时脑部尚未感应到吃的是什么食物，大量的食物就已经被吃进了肚子。研究结果表明，用餐速度较快的人的体脂大多堆积在臀部和大腿。此外，慢食的人的性格通常相对沉稳，因为他们的血糖水平较为稳定，所以情绪的波动相对较小。

当你又想大口吃饭时，你可以扪心自问："吃得慢一些又何妨？"

OK! 选择慢食

不论是吃正餐还是吃一块蛋糕，你都应该慢慢地吃，以便好好品尝食物的美味。当身体逐渐进入用餐状态时，脑部就能顺利地接收到肠胃传递的饱腹信号，从而发出指令，让人停止用餐。此外，慢食可以使胰岛素的分泌速度减慢，从而减少人体内脂肪的堆积。或许，慢食就是帮助你摆脱情绪性暴食的第一步。

Tips 规律运动

规律运动能增加多巴胺的分泌，从而使人获得愉悦的感觉，不再需要靠暴食来填补心灵上的空虚。因此，规律运动也可以帮助你摆脱情绪性暴食。

摆脱情绪性暴食的食谱范例

当暴食的冲动袭来，喝一碗热乎乎的可口汤品是最佳选择。

鲜蔬罗宋汤

食材

猪后腿肉（素食者可省略）……	少许	胡萝卜……………………	适量
酱油 ……………………	少许	番茄……………………	适量
糖…………………………	少许	洋葱……………………	适量
香油 ……………………	少许	香菜……………………	适量
黑胡椒…………………	少许	盐………………………	适量
甘蓝……………………	适量		

做法

1. 猪后腿肉切丁，用酱油、糖、香油和黑胡椒腌制约 1 小时，备用。

2. 甘蓝、胡萝卜、番茄和洋葱洗净后切块，备用。

3. 香菜洗净后切碎，备用。

4. 在电饭锅中加入腌制好的猪后腿肉丁、切块的蔬菜和适量清水，将所有食材煮至
   软烂。

5. 在出锅前加入盐和黑胡椒调味，再撒上香菜碎即可。

· 营养分析 ·

◇ 这些蔬菜除了能增加汤品的天然甜味外，富含的纤维素还能增强人的饱腹感，并
   稳定血糖水平。

◇ 猪后腿肉含有的色氨酸、苯丙氨酸、维生素 B_3、维生素 B_6 和维生素 B_{12} 等都是合
   成 5- 羟色胺和多巴胺所需的原料。

◇ 香菜富含维生素 B_9，你若可以接受它的味道，可以多放一些。

◇ 这道汤品不仅味道浓郁，能量也较低，足以满足身体所需，缓解暴食的冲动。

黄豆芽昆布豆腐排骨汤

食材

猪排骨	适量	盐	适量
干昆布	适量	柴鱼粉	适量
黄豆芽	适量	香油	适量
北豆腐	适量		

做法

1. 猪排骨切块、洗净后焯水，备用。

2. 干昆布洗净、泡开后切段，黄豆芽洗净；北豆腐切丁，备用。

3. 先在电饭锅中放入猪排骨块、昆布段和黄豆芽，再加入适量清水，将所有食材煮至熟烂。

4. 放入北豆腐丁，并煮至滚熟。

5. 在出锅前加入盐、柴鱼粉和香油即可。

· 营养分析 ·

◇ 昆布含有色氨酸和维生素 B_9，黄豆芽也含有维生素 B_9，排骨富含色氨酸、维生素 B_3、维生素 B_6 和维生素 B_{12} 等，这些都是合成多巴胺和 5- 羟色胺所需的原料，可缓解暴食的冲动。

◇ 北豆腐的钙含量较高，而钙有助于稳定情绪。

· 忙碌一族的聪明急救法 ·

　　一盒关东煮搭配一些热汤。注意，请不要选择关东煮中的加工食品，如甜不辣、贡丸和猪血糕，而要选择其中的天然食物，如海带、杏鲍菇、白萝卜和茭白等蔬菜和藻类。

　　这是"外食族"缓解暴食冲动的极佳选择。关东煮中的天然食物不仅能量较低，味道也非常浓郁，足以满足人的食欲。蔬菜和藻类富含纤维素，既能为人体提供饱腹感，又能稳定血糖水平，可以缓解暴食的冲动。

小知识："使人快乐"的多巴胺

多巴胺水平对人体的影响

水平适中：让人注意力集中、愉悦

水平过低：让人抑郁、冷漠、出现情绪性暴食与睡眠障碍

水平过高：让人思觉失调

什么是多巴胺？

运动会让人感到快乐，而这种快乐的来源之一就是多巴胺。

多巴胺是一种神经递质，会像"信差"一样把上一个脑细胞需要传递的信息传递给下一个脑细胞。由于发现了多巴胺，阿尔维德·卡尔森在 2000 年获得了诺贝尔生理学或医学奖。

多巴胺对情绪有什么影响？

多巴胺对情绪的影响非常显著。它不仅能让人产生一种"坠入爱河"的愉悦感，还能让人变得充满斗志，从而去追求更高的成就，获得更好的成绩。不过，它也能让人对某些行为上瘾，例如吃垃圾食品和抽烟等。虽然这些不健康的行为也会增加多巴胺的分泌，从而使人感到快乐，但问题在于它们会刺激人不停地重复这些行为来获得更多的快乐，导致身体受到许多伤害。而且，人一旦对此类行为上瘾，还会产生一种空虚感。这种空虚感就如同生命中的黑洞，深不见底。因此，既然运动就能增加多巴胺的分泌，那么你更应该选择这种健康的方式来增加体内的多巴胺。

相反，若多巴胺分泌不足，人则会产生一种失恋般的感觉，例如对一切事情失去兴趣，出现抑郁和睡眠障碍等。当情况严重时，人的面部表情会变得呆滞，对疼痛也会更加敏感。研究结果表明，帕金森病患者脑部的多巴胺水平大多低于健康的人。

与多巴胺的合成有关的营养素

除了运动可以增加多巴胺的分泌外，营养均衡的饮食也可以增加多巴胺的合成。苯丙氨酸这种氨基酸是合成多巴胺所需的重要原料，它是一种必需氨基酸，即必须从食物中摄取而人体自身无法合成的氨基酸。基于此，多巴胺的合成过程如下：在人体内，苯丙氨酸会先变成酪氨酸，再变成 L- 多巴，这个过程需要维生素 B_3、维生素 B_9 和维生素 C 的辅助，接下来 L- 多巴变成多巴胺的过程则需要维生素 B_6 的辅助。因此，若想让身体合成足量的多巴胺，你一定不能缺乏苯丙氨酸、维生素 B_3、维生素 B_6、维生素 B_9 和维生素 C。由此可见，保持心情愉悦的前提就是均衡饮食。

注意，请不要因为多巴胺会让人的心情变好，就试图通过饮食直接摄取多巴胺，因为多巴胺并不能通过血脑屏障。因此，从饮食中摄取合成多巴胺所需的营养素，让脑部自行合成多巴胺才是最安全且实际的做法。

以下列举了一些与多巴胺的合成有关的营养素含量高的食物。

苯丙氨酸含量高的食物

食物分类	食物来源
谷类	小麦胚芽、小麦、燕麦片、薏仁
蛋类	卤蛋、鸡蛋
奶类	奶酪
肉类	鸭肉、猪里脊肉、山羊肉、鸡肉
鱼贝类	小鱼干、干贝
豆类	黄豆、黑豆、绿豆、红豆、豆腐干、豆花
水果	－
蔬菜	－
藻类	紫菜、发菜
菌类	－
坚果种子类	花生、南瓜子、葵花子、杏仁、莲子、白芝麻、黑芝麻、开心果、腰果

维生素 C 含量高的食物

食物分类	食物来源
谷类	燕麦片、燕麦米
蛋类	－
奶类	－
肉类	－
鱼贝类	－
豆类	－
水果类	番荔枝、新奇士橙、猕猴桃、番石榴、甜柿、木瓜、樱桃番茄、草莓、白柚、荔枝、海梨柑、橙子
蔬菜类	香椿芽、绿豆芽、甜椒、油菜花、苤蓝、野苦瓜、花椰菜、香菜、豆瓣菜、藕
藻类	－
菌类	－
坚果种子类	－

维生素 B$_3$ 含量高的食物

食物分类	食物来源
谷类	燕麦片、紫米、糙米、小米
蛋类	–
奶类	–
肉类	猪肝、鸡胸肉、猪瘦肉、羊肉
鱼贝类	金枪鱼、鲭鱼、乌鳢、青蟹
豆类	红豆
水果类	–
蔬菜类	–
藻类	紫菜、发菜
菌类	–
坚果种子类	葵花子、花生、南瓜子、黑芝麻、白芝麻、松子

维生素 B$_6$ 含量高的食物

食物分类	食物来源
谷类	燕麦片、小麦胚芽、糙米
蛋类	鹌鹑蛋
奶类	–
肉类	猪肝、土鸡肉
鱼贝类	金枪鱼、凤螺
豆类	黑豆、黄豆
水果类	香蕉
蔬菜类	–
藻类	发菜
菌类	–
坚果种子类	开心果、葵花子、栗子、腰果

维生素 B₉ 含量高的食物

食物分类	食物来源
谷类	小麦胚芽、野米
蛋类	鸡蛋
奶类	–
肉类	猪肝
鱼贝类	海螺
豆类	菜豆、绿豆、红豆、扁豆、黑豆、蚕豆
水果类	牛油果
蔬菜类	菠菜、芜菁、芥菜、黄豆芽、欧芹、芦笋、生菜
藻类	昆布
菌类	–
坚果种子类	南瓜子、黑芝麻、栗子、银杏果、莲子、核桃、亚麻籽

驯服渴望精制甜食的味蕾

选择优质碳水化合物，适量摄取蛋白质

你是否在半夜总有一种非常想吃冰激凌的冲动，并且一旦开始吃就难以停止？你是否一直惦记着冰箱里的巧克力，当巧克力被吃完时，会产生一种严重的失落感，甚至想哭？你是否每天都需要吃大量精制甜食，否则会出现易怒、头痛、出汗或发抖的症状？

你若符合以上情况，这很可能意味着你并不是单纯地喜欢吃精制甜食，而是嗜甜成瘾了。

如果不做出改变，你将陷入一种恶性循环，即对精制甜食越来越依赖，摄取的糖越来越多。

嗜甜成瘾的后遗症包括体重升高、血糖水平不稳定、患上心血管疾病、情绪沮丧、慢性炎症加重、老化速度加快和出现痤疮等。因此，你必须重视这个问题。

研究结果表明，人渴望精制甜食的症状通常与两种神经递质的水平异常有关，这两种神经递质分别是神经肽 Y 和 5- 羟色胺。当脑部的神经肽 Y 水平过高或 5- 羟色胺水平过低时，人都会出现渴望精制甜食的症状。因此，你如果想缓解嗜甜的冲动，就必须想办法让这两种激素的水平回归正常。

导致嗜甜的饮食行为

在阅读前文的内容后，你应该已经深刻地意识到，人体的 5- 羟色胺水平过低会导致很多饮食与情绪的问题产生，而不合理的饮食又容易导致人体的 5- 羟色胺水平过低，这是一种恶性循环。提高 5- 羟色胺水平的方式请参考前文《甩掉抑郁》。

此外，神经肽 Y 也与这种恶性循环息息相关。如果人因心情不佳而饮食不均衡，神经肽 Y 水平就会快速提高，这将促使人继续大吃大喝，尤其是吃精制甜食。然而，吃太多高脂、高糖的食物又会让神经肽 Y 的水平更高。此时，若"压力激素"皮质醇的水平也很高，在二者的双重影响下，腹部会更容易堆积脂肪，从而导致体重逐渐升高，高血压、高血糖和高血脂等慢性疾病渐次出现。

因此，拒绝嗜甜真的非常重要。你可以检查一下自己是否存在以下导致嗜甜的饮食行为。

拒绝摄取碳水化合物

许多人为了减重而完全拒绝摄取碳水化合物，甚至在吃水饺时都不吃水饺皮。其实，这种极端的减重方式反而更容易激发强烈的嗜甜冲动，而且这种情况通常一发不可收拾。若想缓解嗜甜的冲动，你需要让血糖水平保持稳定，即选择只能在身体里被缓慢地分解而不会导致血糖水平快速提高的食物。如果身体是慢慢地被葡萄糖"喂饱"的，那么你就不会产生强烈的嗜甜冲动。相反，如果你不从食物中摄取碳水化合物，那么嗜甜的冲动将会非常强烈。

OK! 选择优质碳水化合物

　　摄取优质碳水化合物不仅能使血糖水平保持稳定，还能缓解嗜甜的冲动。人们通常很容易确定哪些食物是含优质碳水化合物的食物，如红薯、马铃薯、芋头、小麦和玉米这种食物一般都未经过任何加工，呈现天然形态。它们除了含有碳水化合物外，还含有纤维素、维生素和矿物质等。在物资缺乏的年代，虽然人们几乎都以淀粉类食物为主食，但是很少有人会体重超标或患上代谢综合征。这是因为，大多数天然食物都是健康的。因此，想减重的人并不应该视米饭为"罪恶的食物"，少吃加工食品才是减重的第一步。以下内容是对淀粉类食物的详细介绍。

淀粉类食物

食物分类	食物特征	食物来源	食物特性	食用频率
含优质碳水化合物的淀粉类食物	未经过任何加工，呈现天然形态。	马铃薯、红薯、芋头、玉米、小麦、白米、糙米	含有不易被分解的多糖和膳食纤维。	可作为三餐的主食
含普通碳水化合物的淀粉类食物	虽然非天然形态，但是未经过过度加工。	面条、白面包、全麦面包、米粉、粉丝、水饺皮、汤圆	虽然含有不易被分解的多糖，但是膳食纤维含量低。	可偶尔作为主食
含劣质碳水化合物的淀粉类食物	非天然形态，被加入许多高能量食材后进行了加工。	饼干、菠萝面包、牛角面包、油条、包子、泡面	虽然含有多糖，但是所含能量大幅提高。	尽量少吃

蛋白质的摄取不足

研究结果表明，人摄取的蛋白质过少也会让神经肽 Y 的分泌增多，从而导致嗜甜的欲望更加强烈。一般而言，素食者不知道如何搭配谷物和豆类可能导致体内缺乏蛋白质。蛋白质对人体非常重要，蛋白质的摄取不足除了容易引发嗜甜的冲动，还会对人体造成很多不良影响，如免疫力下降、激素分泌失调、新陈代谢紊乱和情绪不佳。许多神经递质的合成都以氨基酸为原料，而食物中的蛋白质是氨基酸的主要来源。人体一旦缺乏蛋白质，脑细胞之间的沟通就会出现问题。

OK! 适量摄取蛋白质

虽然蛋白质对人体非常重要，但是摄取过多的蛋白质也会使身体出现问题，如骨质流失增多、肾脏负担加重和大肠癌的患病风险提高。

那么，到底如何计算自己的蛋白质推荐摄取量呢？这里有一个非常简单的方法可以帮助你粗略估算自己的蛋白质推荐摄取量——以体重为基数，每 1 kg 体重代表需要摄取 1 g 蛋白质。例如，体重为 50 kg 的人需要摄取 50 g 蛋白质，即吃 5 份富含蛋白质的食物，60 kg 的人则需要摄取 60 g 蛋白质，即吃 6 份富含蛋白质的食物，以此类推。

以体重为 60 kg 的人为例，他们每日的蛋白质推荐摄取量为 60 g，因此他们应该吃 6 份富含蛋白质的食物，且应该遵循"蛋白质二分法"。具体而言，他们如果在早餐吃了 1

个鸡蛋（第 1 份富含动物蛋白的食物），并喝了 1 杯牛奶（第 2 份富含动物蛋白的食物），则今日再吃 30 g 鱼类或肉类（第 3 份富含动物蛋白的食物）即可；而剩余的 3 份最好是含植物蛋白的食物，如 2 块卤豆腐干（第 1 份富含植物蛋白的食物）、1/2 碗毛豆（第 2 份富含植物蛋白的食物）和 1 把坚果（第 3 份富含植物蛋白的食物）。通常，1 份富含蛋白质的食物能为人体提供约 7 g 蛋白质，这样算来 6 份富含蛋白质的食物就能为人体提供约 42 g 蛋白质，剩下的 18 g 蛋白质则可以通过食用全谷物、蔬菜和水果来补足。以下为"蛋白质二分法"的具体内容。

蛋白质二分法		
食物分类	每份的量	食用建议
奶类	1 杯（240 ml）	成年人应该选择低脂牛奶。
蛋类	1 个	胆固醇水平过高的人每周的蛋黄食用量不能超过 3 个。
瘦肉类	30 g（约半个手掌的大小，厚约 1 cm）	最好选择无肉皮的瘦肉。
鱼肉	30 g（约半个手掌的大小，厚约 1 cm）	不要常吃大型鱼类，鱼眼、鱼头和鱼皮也应该少吃。

（富含动物蛋白的食物）

	豆浆	1杯（240 ml）	黑豆浆更加富含营养。
	豆腐	85 g（约一个手掌的大小，厚约3 cm）	–
富含植物蛋白的食物	干豆类（如黄豆）	30 g（约1汤匙）	处于更年期前后的女性应该多吃豆制品。
	鲜豆类（如毛豆）	30 g	–
	坚果类	30 g（约3汤匙）	每人每日都应该吃1份坚果。

锌的摄取量过少

虽然锌的摄取量过少看似与嗜甜的冲动毫无关系，但其实人体缺乏锌确实会引发嗜甜的冲动。锌是人体所需的重要微量元素，人体内许多酶和激素的运行都需要锌。当人体缺乏锌时，胰岛素的功能会受到影响，从而致使血糖无法顺利地进入细胞。因此，即使这时人体的血糖水平较高，身体各处的细胞也无法"吃到糖"，这会导致脑部感到"饥饿"，于是分泌大量的神经肽Y，从而导致人出现嗜甜的冲动。此外，当人体缺乏锌时，舌头上的味蕾也会变得迟钝，以致人在吃了大量的精制甜食后才能感受到甜度，这也会促使人吃更多精制甜食。总之，锌的摄取量过少确实会引发许多负面问题。你若经常出现嗜甜的冲动，一定要注意为身体补充锌。

OK! 摄取足量的锌

富含锌的食物包括瘦肉、牡蛎、小麦胚芽、黑芝麻、南瓜子和葵花子等。通常而言，富含锌的食物也富含蛋白质。因此，完全拒食富含锌的食物不仅容易导致人体缺乏锌，还容易导致人体缺乏蛋白质。

吃适量的肉类可以为脑部提供许多合成神经递质所需的氨基酸和矿物质。素食者除了要均衡搭配谷物和豆类外，也要多吃坚果和种子，因为坚果和种子不仅能为人体补充锌，还能为人体补充蛋白质。

Tips 适量补充能缓解嗜甜冲动的营养素

如果嗜甜的冲动非常强烈，你一定要寻求专业医生的帮助，并询问专业医生自己是否需要补充以下营养素。这是因为，人体缺乏以下营养素会导致某些激素分泌异常（尤其是前文提到的胰岛素），进而使人产生嗜甜的冲动。

注意，你不需要同时补充以下所有的营养素，而可以先尝试补充其中的一种。你若已经在服用综合维生素补剂或矿物质补剂，那么也请详细阅读以下内容，并根据其中的建议剂量调整自己的原始剂量。

能缓解嗜甜冲动的营养素		
营养素名称	剂量（单位: 每日）	原因
锌	30 mg	锌不仅能提高味蕾对甜味的敏感度，还能增强胰岛素的功能，从而促使血糖进入细胞，让身体得到能量。
铬	200 μg	铬能提高胰岛素受体对胰岛素的敏感度，从而促使血糖进入细胞。
锰	10 mg	锰有助于维持胰岛素的正常分泌与运行，从而促使血糖进入细胞。
镁	400 mg	镁能使皮质醇的分泌减少。
谷氨酰胺	500 mg	谷氨酰胺不仅是脑部的能量来源，还能转化为可镇定脑部的神经递质γ-氨基丁酸。

 缓解嗜甜冲动的小技巧

少食多餐

少食多餐有助于稳定血糖水平。注意，你应该选择天然食物，而非加工食品。

吃一些血糖指数低的水果

水果的甜味可以缓解嗜甜的冲动。注意，你应该选择血糖指数低的水果，如梨、桃、草莓、柳橙、香蕉和猕猴桃。

吃一些坚果

坚果含有优质的蛋白质和矿物质，二者都能减少脑部神经肽Y的分泌，从而缓解嗜甜的冲动。

吃一些优质甜食

如果难以抑制嗜甜的冲动，你可以吃一些优质甜食。优质甜食指同时含有碳水化合物、蛋白质和脂肪的甜食，而且所含的碳水化合物应该是寡糖。

喝水

在想吃精制甜食的时候，你可以先去喝一杯水，这也许有助于缓解嗜甜的冲动。

补充能缓解嗜甜冲动的营养素

你可以让专业医生根据你的饮食习惯找出你最可能缺乏的营养素，从而有针对性地对缺乏的营养素进行补充，使嗜甜的冲动逐渐减弱。

刷牙

虽然刷牙只是一个简单的动作，但是它确实具有缓解嗜甜冲动的作用。

规律运动

不仅是嗜甜者，其他人也应该试着进行规律的运动，因为运动能使人拥有正面的情绪。

 吃巧克力无法持续改善情绪

在心情不好时，大多数人会想吃巧克力。实际上，巧克力对情绪的改善效果无法持续，这主要是因为巧克力中的苯乙胺在人体内停留的时间很短。因此，在吃完巧克力不久后，人的心情就又会跌至谷底。由此可知，依靠吃巧克力来改善情绪治标不治本，选择正确的食物、进行规律的运动才是正道。

缓解嗜甜冲动的
食谱范例

　　当嗜甜的冲动来袭，一份能
满足味蕾的健康零食绝对是最佳
选择。

黑芝麻奶冻佐全谷物麦片

食材

低脂牛奶……………………… 适量　　无糖全谷物麦片……………… 适量

黑芝麻………………………… 适量　　果寡糖………………………… 少许

琼脂粉（荤食者可用明胶）…… 适量

做法

1. 用食物料理机将低脂牛奶和黑芝麻搅打均匀，即制成黑芝麻牛奶。

2. 先将制作完成的黑芝麻牛奶倒入煮锅，以小火加热，再加入琼脂粉（或用冷水泡软后的明胶）搅拌至其完全溶化。

3. 将搅拌后的黑芝麻牛奶倒入碗中，待其放凉至凝固，即制成黑芝麻奶冻。

4. 在黑芝麻奶冻的表面撒上无糖全谷物麦片和果寡糖即可。

· 营养分析 ·

◇ 低脂牛奶所含的蛋白质不仅可以减少神经肽 Y 的分泌，缓解嗜甜的冲动，还可以为脑部提供合成神经递质所需的氨基酸。此外，低脂牛奶含有的钙具有稳定神经的作用。

◇ 黑芝麻富含的钙、镁、锌和锰等都是有助于缓解嗜甜冲动的重要营养素。

◇ 无糖全谷物麦片不仅能提高食物的口感，还富含优质碳水化合物，因此既不会让血糖水平快速提高，又能让身体感到"饱"，从而缓解嗜甜的冲动。

◇ 纯度越高的果寡糖越有助于缓解嗜甜的冲动，因为果寡糖基本上不会被人体吸收，而其甜度又能满足味蕾。

水果坚果酸奶冰沙

食材

南瓜子…………………… 适量　　　　　　　　猕猴桃…………………… 适量

葵花子…………………… 适量　　　　　　　　草莓……………………… 适量

杏仁……………………… 适量　　　　　　　　冰块……………………… 少许

无糖酸奶………………… 适量　　　　　　　　无糖全谷物麦片………… 适量

香蕉……………………… 适量　　　　　　　　果寡糖…………………… 适量

做法

1. 南瓜子、葵花子和杏仁用烤箱烤出香味后放凉，备用。

2. 无糖酸奶放于冷冻柜中至冻结，备用。

3. 香蕉、猕猴桃和草莓洗净后切丁，备用。

4. 先在食物料理机中放入冻结的无糖酸奶和烤制完成的南瓜子、葵花子和杏仁，再加
   入冰块和果寡糖，打成冰沙。

5. 将制作完成的冰沙倒入碗中，撒上水果丁和无糖全谷物麦片即可。

· 营养分析 ·

◇ 无糖酸奶所含的蛋白质可以为脑部提供合成神经递质所需的氨基酸，所含的钙可
   以稳定神经。

◇ 无糖酸奶含有益生菌，果寡糖能让益生菌在肠道中更好地生长与繁殖，二者相得
   益彰。而且，果寡糖基本上不会被人体吸收，且其甜味已可以满足味蕾。

◇ 这道冰沙中的水果皆为血糖指数低的水果，而且香蕉富含的色氨酸不仅能在脑部
   合成 5- 羟色胺，也能缓解嗜甜的冲动。

◇ 被打碎的坚果和种子能为这道冰沙增添香味。

◇ 坚果与无糖全谷物麦片的功效可参见前文。

· 忙碌一族的聪明急救法 ·

　　将一包含果干的综合坚果和无糖全谷物麦片倒入牛奶中并拌匀。

　　这些食物不仅易于购买，还富含营养。坚果、果干和无糖全谷物麦片都很有嚼劲，
能满足进食的欲望。牛奶、无糖全谷物麦片和坚果的功效可参见前文。果干所含的甜
味能满足味蕾，而且果干含有天然的纤维素和维生素，是上佳的零食。

小知识："爱情巧克力"苯乙胺

苯乙胺水平对人体的影响

水平适中：让人有被爱的感觉

水平过低：让人沮丧、抑郁、疲惫、冷漠

水平过高：让人焦躁、头痛

什么是苯乙胺？

苯乙胺这个名字你可能不太熟悉，不过关于"爱情巧克力理论"，你或许有所耳闻，甚至会因此对它更感兴趣。

在 20 世纪 80 年代，学者迈克尔·莱柏温兹在其畅销著作《爱的化学》中提到，巧克力因为含有苯乙胺，所以会让人产生"坠入爱河"的感觉。从此，苯乙胺这种神经递质开始受到关注。

苯乙胺对情绪有什么影响？

苯乙胺在人体内发挥作用时，会让人产生"坠入爱河"的感觉，从而使人的情绪保持在极佳的状态。

有些人在失恋之后会通过吃大量的巧克力来安慰自己受伤的心灵，这就是因为巧克力中含有的苯乙胺能让人产生被爱的感觉。

不过，如果人吃了过多的巧克力，脑部就会被过多的苯乙胺刺激，人将因此变得焦躁，有些人还会出现偏头痛的症状。

相反，如果人体的苯乙胺水平过低，人则会感到沮丧、疲惫，对周遭的事物失去兴趣，这种情况通常在人失恋时会表现得特别明显。

虽然苯乙胺对情绪的影响已得到了一些研究结果的证实，但实际上，苯乙胺在情绪调控方面的重要性并不高，这主要是因为苯乙胺很容易被人体代谢掉，所以它在脑部存留的时间非常短，只有 15 ~ 20 分钟。

因此，当心情不佳时，通过吃大量的巧克力来摄取苯乙胺其实是不明智的行为，因为这样不但不能使心情持续地保持愉悦，还会导致自己摄取过多的碳水化合物，致使能量的摄取量过多。

与苯乙胺的合成有关的营养素

苯乙胺不仅存在于巧克力中，还存在于某些经过发酵或腌制的食物中。而且，人体自身也能合成苯乙胺，合成苯乙胺所需的原料是苯丙氨酸这种必需氨基酸。

此外，苯乙胺的合成还必须有维生素 B_6 的辅助。因此，你一定要从饮食中摄取足量的苯丙氨酸和维生素 B_6。

研究结果表明，成年人在跑步机上慢跑 30 分钟后，苯乙胺水平相较之前有所提高。因此，运动有助于人体合成苯乙胺，是治疗失恋的好方法。

以下列举了一些苯乙胺含量高的食物和与苯乙胺的合成有关的营养素含量高的食物。

苯乙胺含量高的食物

食物分类	食物来源
谷类	–
蛋类	–
奶类	奶酪
肉类	腌肉、香肠、腊肠、火腿
鱼贝类	腌鱼、罐头沙丁鱼、罐头金枪鱼
豆类	味噌
水果类	柳橙汁
蔬菜类	–
藻类	–
菌类	–
坚果种子类	花生酱
其他	黑巧克力、酵母、鸡精

苯丙氨酸含量高的食物

食物分类	食物来源
谷类	小麦胚芽、小麦、燕麦片、薏仁
蛋类	卤蛋、鸡蛋
奶类	奶酪
肉类	鸭肉、猪里脊肉、山羊肉、鸡肉
鱼贝类	小鱼干、干贝
豆类	黄豆、黑豆、绿豆、红豆、豆干、豆花
水果类	–
蔬菜类	–
藻类	紫菜、发菜
菌类	–
坚果种子类	花生、南瓜子、葵花子、杏仁、莲子、白芝麻、黑芝麻、开心果、腰果

维生素 B_6 含量高的食物

食物分类	食物来源
谷类	燕麦片、小麦胚芽、糙米
蛋类	鹌鹑蛋
奶类	-
肉类	猪肝、土鸡肉
鱼贝类	金枪鱼、凤螺
豆类	黑豆、黄豆
水果类	香蕉
蔬菜类	-
藻类	发菜
菌类	-
坚果种子类	开心果、葵花子、栗子、腰果